Pilates
für Anfänger

50 Übungen für ein besseres Körpergefühl

Darcey Bussell

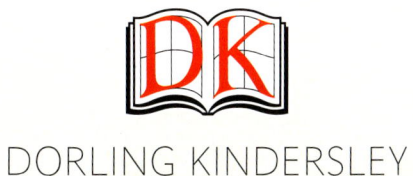

DORLING KINDERSLEY

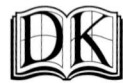

DORLING KINDERSLEY
London, New York, Melbourne, München und Delhi

Für die deutsche Ausgabe:
Programmleitung Monika Schlitzer
Projektbetreuung Kerstin Uhl
Herstellungsleitung Dorothee Whittaker
Herstellung Anna Strommer

Bibliografische Information Der Deutschen Bibliothek
Die Deutsche Bibliothek verzeichnet diese Publikation in
der Deutschen Nationalbibliografie;
detaillierte bibliografische Daten sind im Internet über
http://dnb.ddb.de abrufbar.

Titel der englischen Originalausgabe:
Pilates for Life

Übersetzung Christiane Burkhardt
Redaktion Henriette Zeltner

ISBN 978-3-8310-0865-0

Colour reproduction by Dot Gradations Ltd., UK

Druck und Bindung Firmengruppe Appl, Wemding

Besuchen Sie uns im Internet
www.dk.com

Hinweis
Die Informationen und Ratschläge in diesem Buch sind von den Autoren und vom Verlag sorgfältig erwogen und geprüft,
dennoch kann eine Garantie nicht übernommen werden.
Eine Haftung der Autoren bzw. des Verlags und seiner Beauftragten für Personen-, Sach- und Vermögensschäden ist ausgeschlossen.

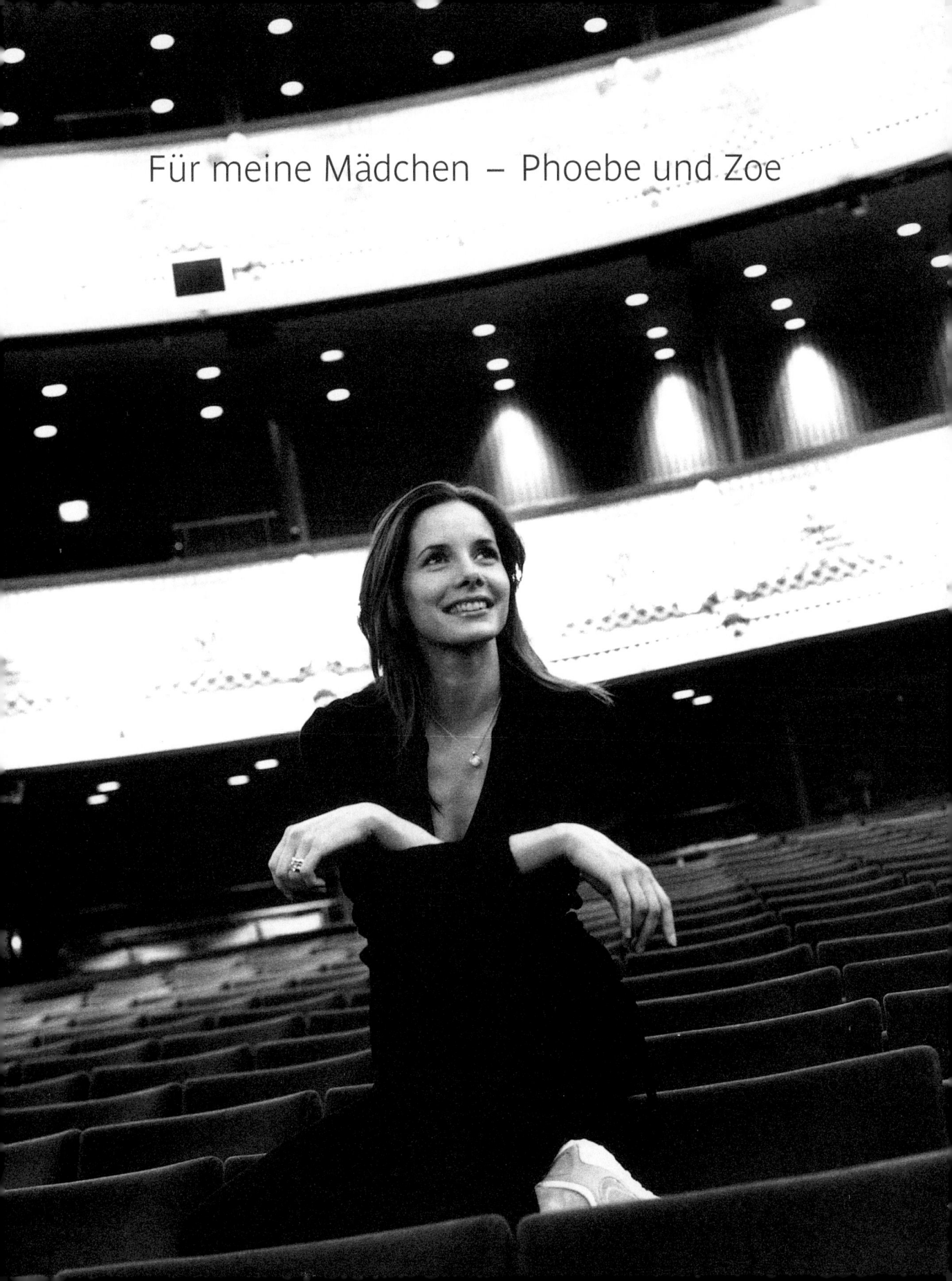

Für meine Mädchen – Phoebe und Zoe

EINLEITUNG	9	ÜBUNGSPROGRAMM	61
DAS PILATES-1-X-1	17	Bauchmuskelübungen	62
Kernmuskeln/Körpermitte	20	Bent-Knee Fall-Outs	64
Neutrale Position der Wirbelsäule	23	Single Leg Raise	67
Beckenbodenmuskeln	24	Double Leg Raise	68
Nacken lang machen	27	Bugs (I)	70
Schultern stabilisieren	28	Bugs (II)	73
Bein nach außen drehen (Turn-out)	31	Curl-ups (leicht abgewandelt)	74
Die Verbindung zwischen Körper und Geist	32	Schräge Bauchmuskeln (leicht abgewandelt)	77
		Hundreds	78
WARM-UP/BEWEGLICHKEIT	35	Criss-Cross	80
Roll-down im Sitzen	38		
Shoulder Rolls	41	Stretchübungen	82
Neck Stretches (I)	42	Po-Stretch	84
Neck Stretches (II)	44	Schenkelbeuger	87
Bridging	47	Frogs	88
Pelvic Clock	48		
Knie-an-die-Brust-Stretch	50	Übungen im Sitzen	90
Knee Rolling (I)	53	Spine Twist	93
Knee Rolling (II)	54	Saw	94
Hip Hitching	57		
Spine Stretch	58	Übungen im Vierfüßlerstand	96
		Dog	98
		Donkey	101
		Arm und Bein diagonal	102
		Hip Circles	105
		Cat	106
		Reverse Cat	108
		Übungen in Bauchlage	110
		Sphinx mit Übergang zum Roll-up	112
		Pomuskeln anspannen	114
		Bent Leg Lift	117
		Straight Leg Lift	118
		Demetri-Bauchmuskelübung	121

Inhalt

Gleichgewichtsübungen 122
Clams (I) 124
Clams (II) 127
Ronde de Jambe 129
Scissors 131
Double Leg Lift 133
Leg Beats 135
Inside Thigh Lifts (I) 137
Inside Thigh Lifts (II) 138
Roll Like a Ball 141

Armübungen 142
Hundreds für die Oberarme 144
Beating Hundreds 147
Waist Twist 148
Figures of Eight 151

WARM-DOWN 153
Side-Stretch 156
Hüftbeuger 159
Quadrizeps 160
Waden-Stretch 163
Po-Stretch 164
Roll-down 167

MINI-PROGRAMM 169

Beckenbodenmuskeln 172
Single Leg Raise 172
Double Leg Raise 173
Schräge Bauchmuskeln
(leicht abgewandelt) 173
Dog 174
Arm und Bein diagonal 174
Sphinx mit Übergang zum Roll-up 175
Clams (I) 175
Inside Thigh Lifts (I) 176
Figures of Eight 176

Schlussbemerkung 179
Fachbegriffe 180
Über Darcey Bussell 182
Dank 190

Hinweis: Da es sich in diesem Buch um die klassischen Pilates-Übungen handelt, sind die von Joseph Pilates gewählten englischen Originalnamen beibehalten worden. Die Bedeutung der Begriffe wird in jeder Übung erklärt und ist auch im Register zu finden.

»Nach zehn Stunden spüren Sie den Unterschied. Nach zwanzig sehen Sie den Unterschied – und nach dreißig haben Sie einen neuen Körper.«

JOSEPH H. PILATES

Einleitung

Ich habe dieses Buch geschrieben, weil ich glaube, dass Pilates Ihr Leben verbessern kann. Ich selbst war sechzehn, als ich rein zufällig mit Pilates in Berührung kam. Obwohl ich keine Pilates-Lehrerin bin, habe ich die Übungen während meiner gesamten Karriere begeistert absolviert. Pilates ist das Beste, was ich je für meinen Körper getan habe. Wer sich einmal mit den Übungen vertraut gemacht hat, wird mir zweifellos zustimmen. Frauen, die sich einen flachen Bauch, knackige Pomuskeln, straffe Oberarme und Schenkel wünschen und Männer mit dem Wunsch nach mehr Muskeln und Beweglichkeit: Pilates macht's möglich! Außerdem bietet es eine wunderbare Gelegenheit für Meditation und Entspannung.

Pilates ist eine Trainingsmethode, die Joseph H. Pilates vor etwa hundert Jahren in Deutschland entwickelt hat. Im Unterschied zu anderen Gymnastikübungen kräftigt, dehnt und strafft sie nicht nur die Muskulatur, sondern verbessert auch Haltung, Beweglichkeit und Gleichgewicht. Das führt zu einer insgesamt schlankeren, muskulöseren und stromlinienförmigeren Erscheinung. Joseph Pilates entwickelte die Technik ursprünglich, um seinen eigenen, im Kindesalter von Asthma und Rachitis stark geschwächten Körper zu kräftigen. Als er während des Ersten Welt-

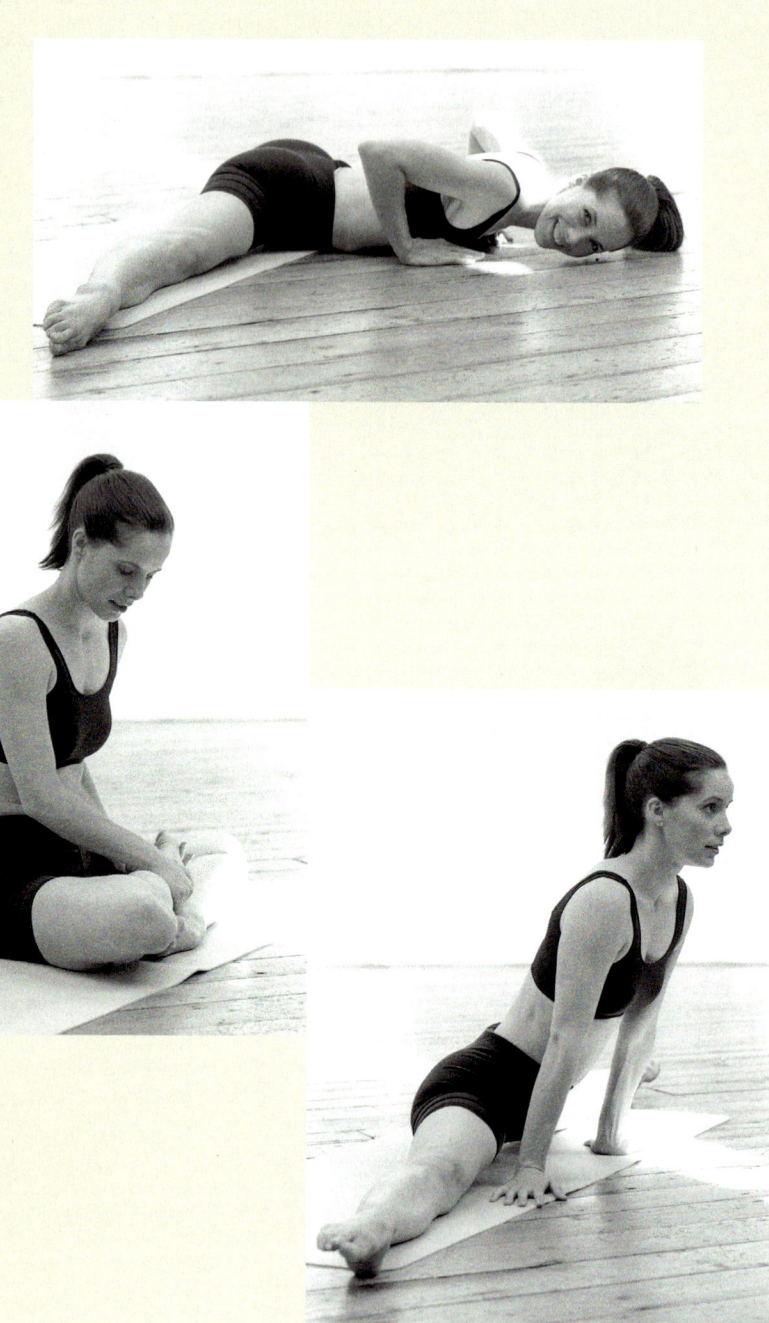

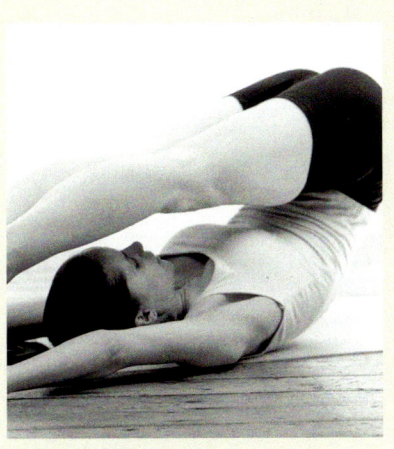

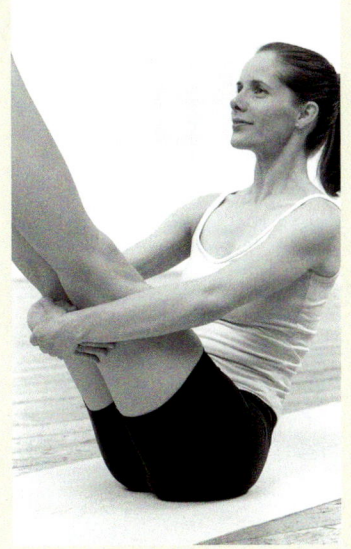

kriegs in ein Internierungslager kam, brachte er seine Methode Mitgefangenen bei und half Ihnen so, gesund und bei Kräften zu bleiben, bis der Krieg vorbei war.

Er emigrierte nach Amerika und gründete 1926 in New York sein erstes Pilates-Studio. Schon bald erfreute sich seine Methode bei Martha Graham, George Balanchine und anderen Tänzern größter Beliebtheit. Dank seiner treuen Fangemeinde aus Tänzern und anderen Prominenten ist Pilates heute weltberühmt. Doch auch immer mehr »ganz normale« Menschen, die etwas für ihre Figur tun möchten und sich einen gelenkigen Körper wünschen, entdecken die Methode für sich.

Ich selbst wurde als ganz junge Tänzerin mit dieser Trainingsform vertraut, weil ich damals unglaublich gelenkig war und lernen musste, meinen Körper besser zu beherrschen. Pilates war eine ausgezeichnete Methode, mir genau das beizubringen. Tänzer schätzen sie ganz besonders, weil sie damit jeden einzelnen Muskel trainieren können, ohne anschließend auszusehen wie Bodybuilder. Das ist für uns so

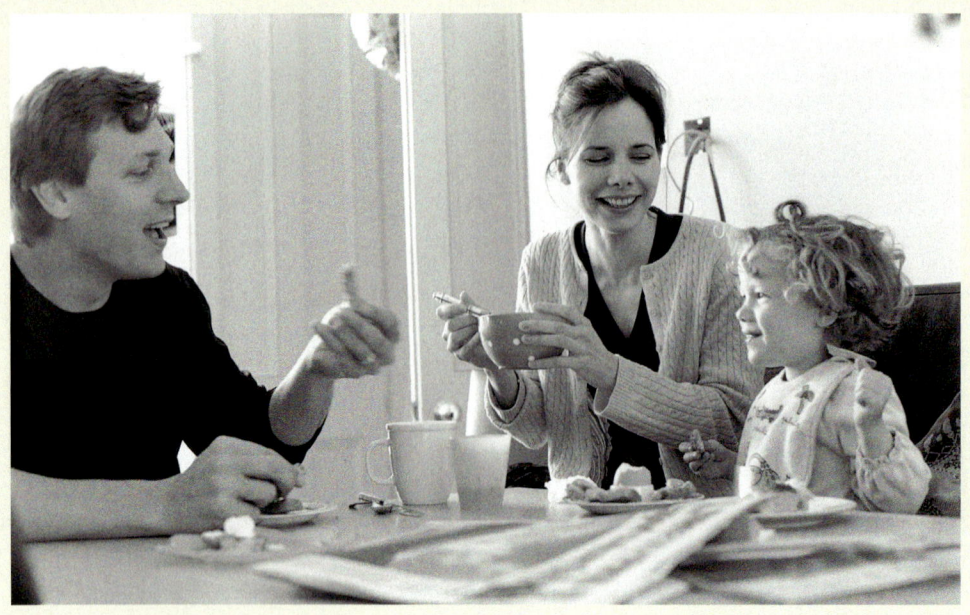

besonders wichtig, da wir auf der Bühne grazil wirken müssen. Außerdem helfen uns die Dehn- und Kräftigungsübungen gelenkig zu bleiben. Sie ermöglichen es uns, schlank zu wirken und trotzdem die Kraft für eine lange Tanzkarriere zu haben.

Pilates ist auch deshalb unverzichtbar, weil viele Tänzer mit Verletzungen zu kämpfen haben. Heutzutage werden im Ballett immer athletischere Anforderungen gestellt, die nicht spurlos an unseren Körpern vorübergehen. Pilates ist schon lange als ideale Krankengymnastik bekannt, da man damit verletzte Körperpartien gezielt trainieren kann. Ich musste mich bislang zwei Knöcheloperationen unterziehen. Doch dank Pilates gelang es mir, während der Rehabilitationsphase seelisch wie körperlich fit zu bleiben und mich vollständig von dieser schlimmen Verletzung zu erholen.

Das mag vielleicht einschüchternd klingen – doch keine Angst: Man muss keine Tänzerin sein, um Pilates machen zu können. Die Übungen eignen sich für

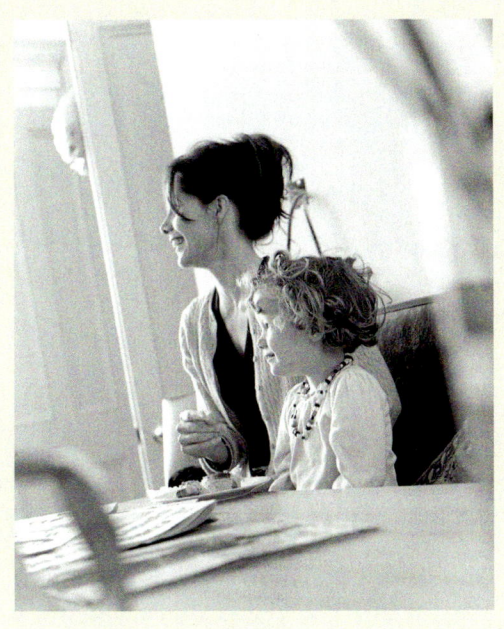

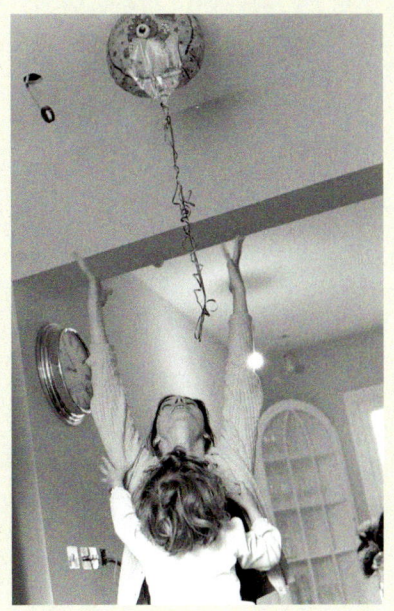

Menschen jeden Alters. Das Anfängerprogramm, das ich für dieses Buch zusammengestellt habe, ist für alle gedacht, die etwas für ihre Fitness und ihre Haltung tun wollen und sich einen schlankeren, wohlgeformten Körper wünschen. Anfänger sollten dreimal die Woche eine Stunde lang trainieren. Möglicherweise frustriert Sie das Programm zunächst, da die Übungen äußerst langsam ausgeführt werden müssen und man dabei nicht so ins Schwitzen gerät wie im Fitnessstudio. Doch wenn Sie dabei bleiben, werden Sie schon bald spüren, wie Ihr ganzer Körper sich strafft. Sollten Sie an Verletzungen leiden oder schwanger sein, fragen Sie bitte vorab Ihren Arzt, ob Sie mit dem Pilates-Programm beginnen dürfen. Machen Sie keine Übung, die einen stechenden Schmerz verursacht. Egal, wie gut Sie in Form sind: Absolvieren Sie das Training stets langsam und kontrolliert, damit es Ihnen in Fleisch und Blut übergeht. Das Schöne an Pilates ist auch, dass Sie es auf alle Lebensbereiche ausdehnen können. Die Übungen machen Sie

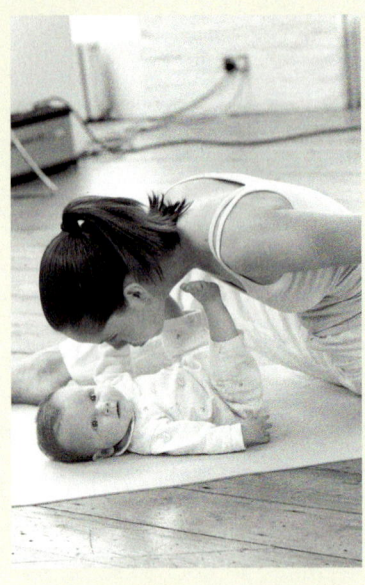

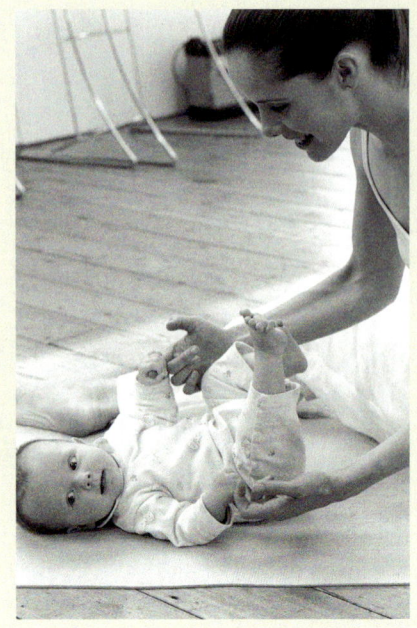

nicht nur kräftiger, sondern vermitteln Ihnen auch ein ganz neues Körpergefühl. Pilates zeigt, wie man richtig atmet und sich entspannt – und davon profitiert jeder, der einen anstrengenden Alltag zu bewältigen hat. Ich selbst trainiere zweimal die Woche jeweils anderthalb Stunden. Das ist nicht übertrieben, aber trotzdem genug für meinen Körper.

Ich bin sehr dankbar, dass ich einen Beruf habe, den ich liebe, und eine Familie, die ich vergöttere. Meiner Meinung nach gibt es nichts Wichtigeres, als der Alltagsroutine zu entfliehen und offen für Neues zu bleiben. Wer das genauso sieht, wird von Pilates nur profitieren und selbst erfahren, wie wohltuend sich diese Trainingsmethode auf Körper und Geist auswirkt – und zwar völlig unabhängig von Alter oder Fitnesslevel. Pilates schenkt mir auch unglaubliches Selbstvertrauen. Wenn ich meine Übungen gemacht habe, bevor der Berufs- und Familienalltag beginnt, fühle ich mich für alles gewappnet.

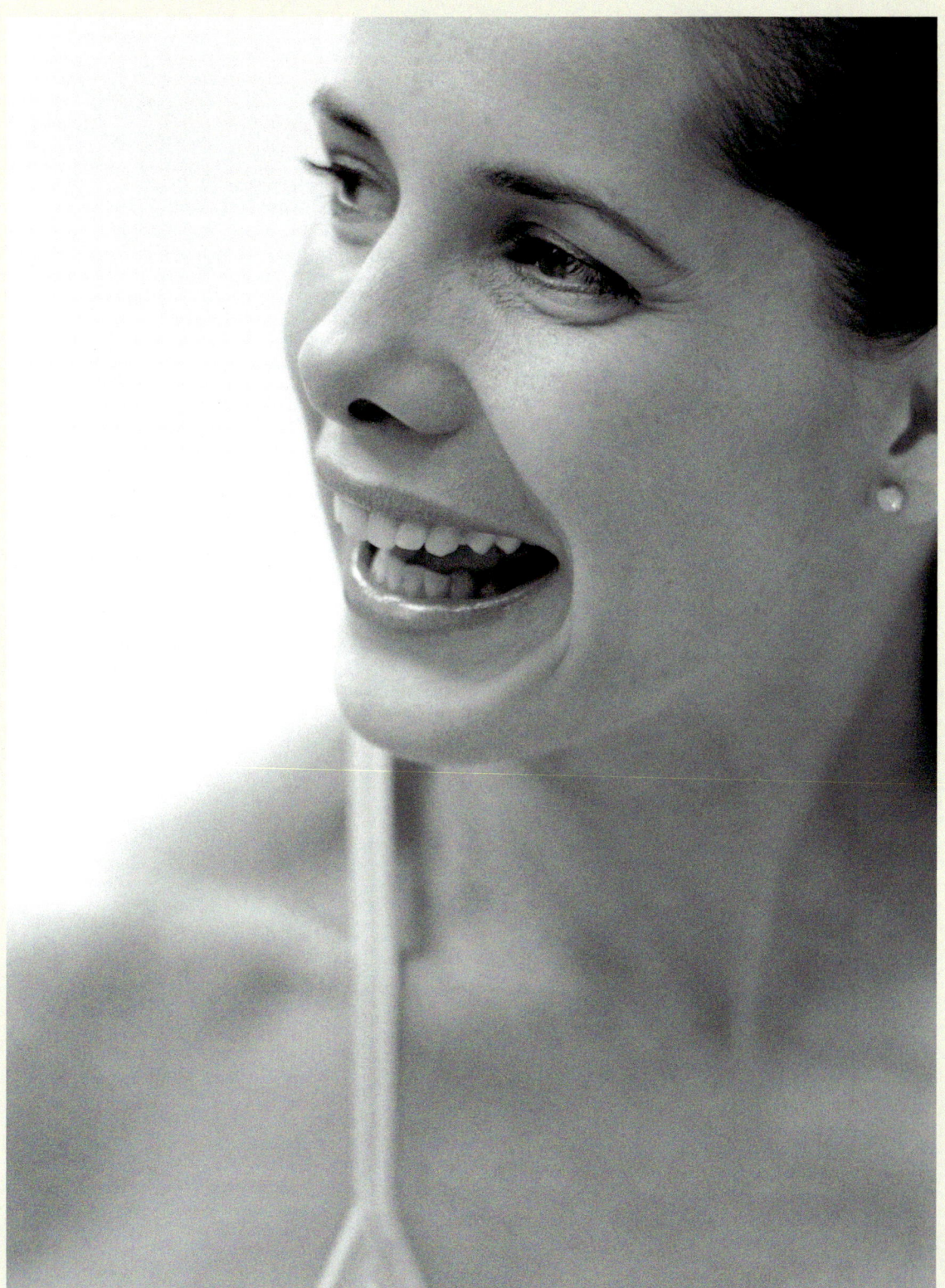

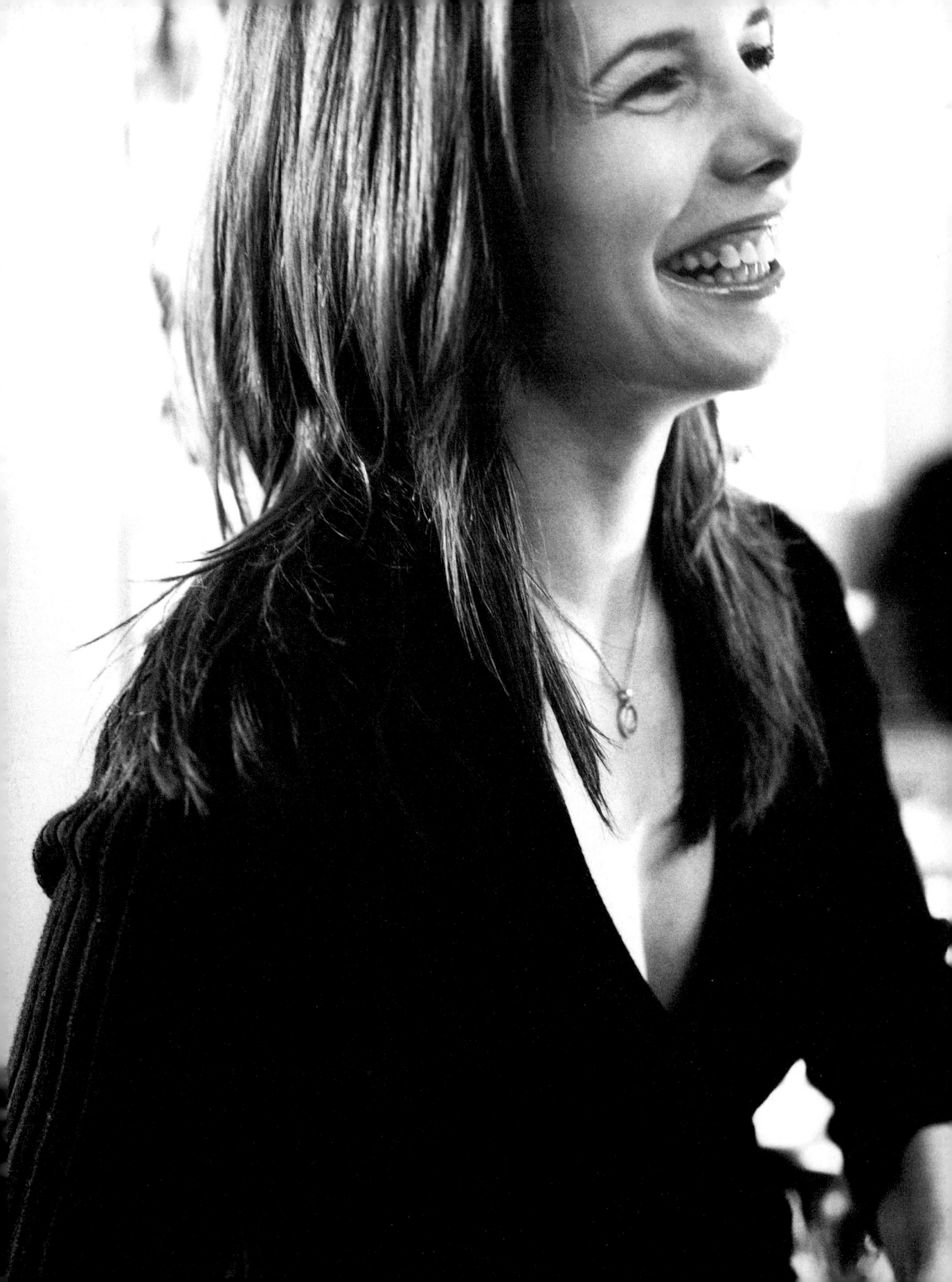

DAS PILATES-
1-X-1

Damit das Pilates-Programm auch wirklich effektiv ist, muss man die Grundprinzipien dieser Technik beherrschen. Sie sollten während des Trainings stets präsent sein. Die folgenden sieben Übungen machen Sie mit diesen Prinzipien vertraut, bevor Sie mit dem eigentlichen Programm beginnen. Sie können sie täglich ausführen, bis Ihnen die Pilates-Technik in Fleisch und Blut übergegangen ist.

Kernmuskeln/ Körpermitte

Die Kernmuskeln der Körpermitte legen sich wie ein Korsett um den Körper, stützen ihn und sorgen für eine gute Haltung. Sie sind für Pilates unverzichtbar, da hier jede Bewegung von der Körpermitte ausgeht. Um die Kernmuskeln zu spüren, ziehen Sie einfach Ihren Nabel in Richtung Wirbelsäule.

Um Ihre Kernmuskeln zu finden, legen Sie sich am besten flach auf den Rücken. Pressen Sie die Wirbelsäule in den Boden, indem Sie den Nabel zu ihr hinziehen. Den Nabel allerdings nicht so weit einziehen, dass Sie nicht mehr richtig atmen können und die Rippen hervortreten. Der Sinn der Übung besteht darin, die Bauchmuskeln anzuspannen. Der Bauch ist dann flach, während Sie ganz normal weiteratmen.

Übung zehnmal wiederholen.

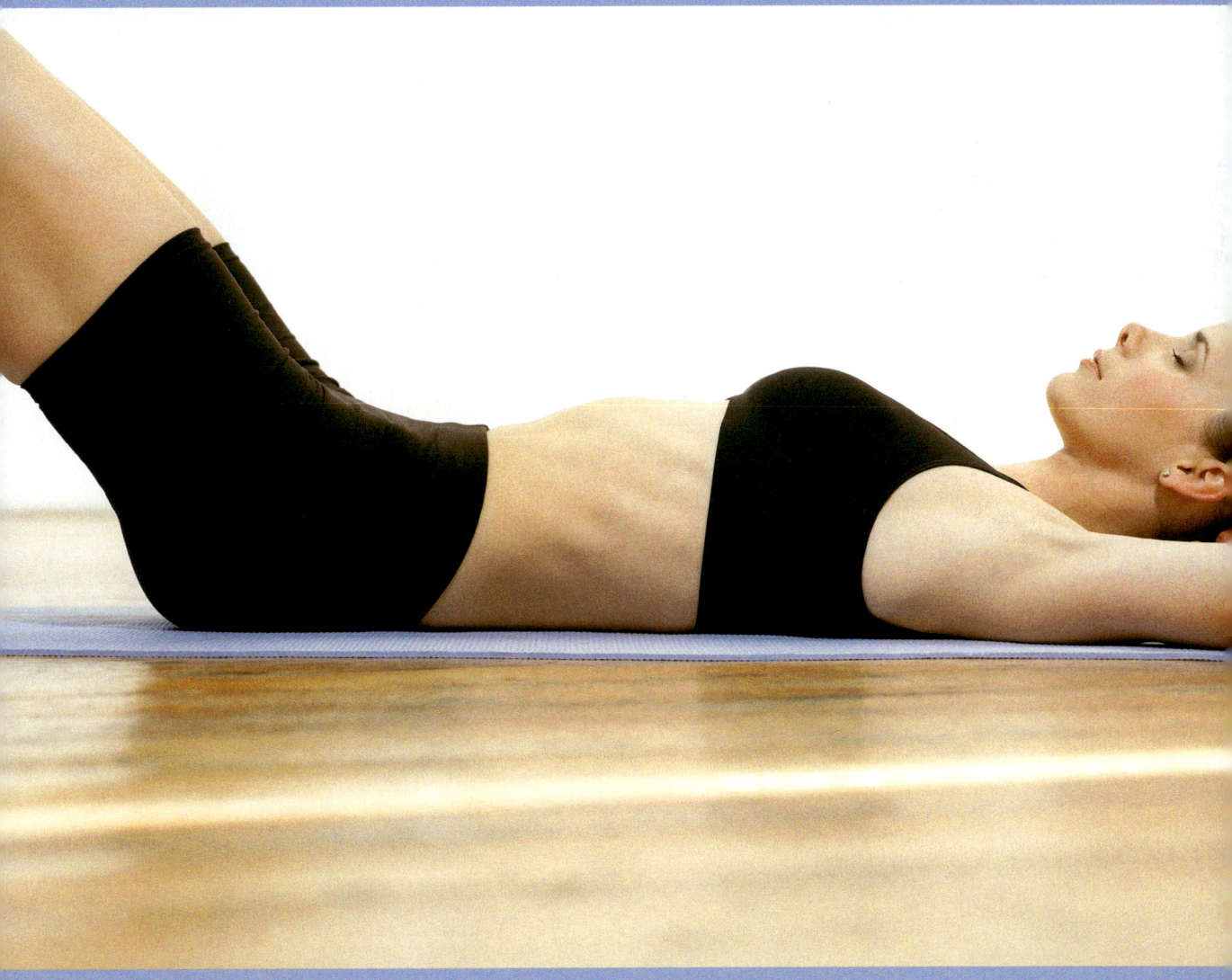

Bei Übungen, die in Rückenlage ausgeführt werden, kommt es sehr auf die neutrale Position der Wirbelsäule an: So wird das Rückgrat nämlich am wenigsten belastet. Anders als man vielleicht denken könnte, darf die Wirbelsäule niemals flach aufliegen. Der untere Rücken soll vielmehr seine natürliche Krümmung behalten.

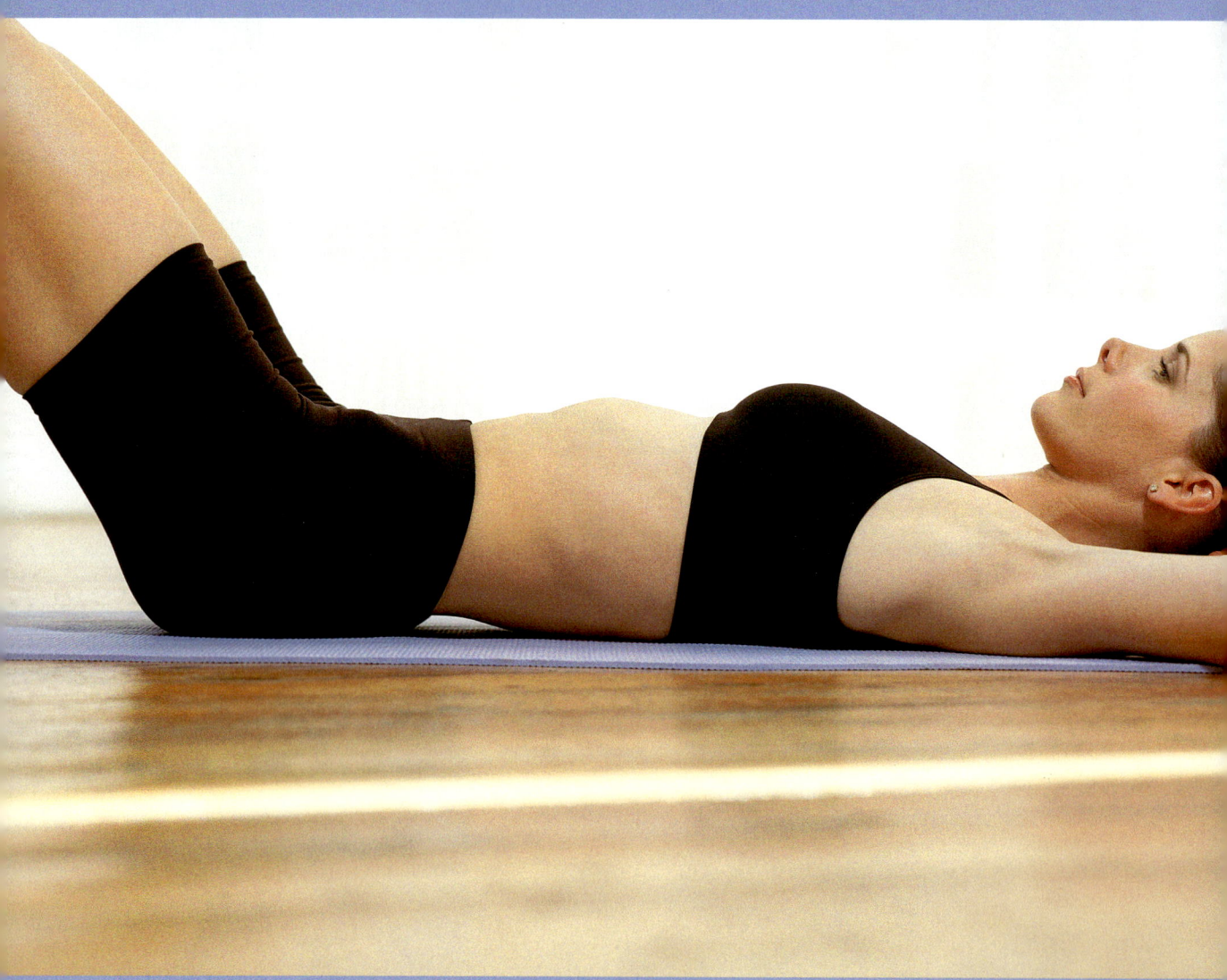

Neutrale Position der Wirbelsäule

1   Um die korrekte Position zu finden,
     legen Sie sich auf den Rücken und
     stellen die Füße auf. Ober- und Unter-
     schenkel bilden einen rechten Winkel,
     die Füße sind parallel und hüftbreit
     auseinander.

2   In dieser Haltung sollte der untere
     Rücken eine leichte Krümmung
     beschreiben. Der Rücken wird also
     nicht in den Boden gedrückt, bildet
     aber auch kein Hohlkreuz, bei dem
     ein großer Zwischenraum zwischen
     Ihnen und dem Boden entsteht.

3   In der neutralen Position der Wirbel-
     säule berührt das Steißbein den
     Boden. Zwischen Taille und Boden
     entsteht ein kleiner Zwischenraum.

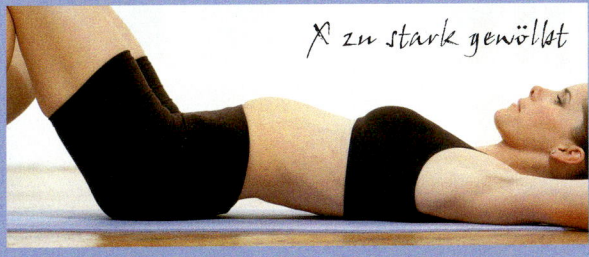

X zu stark gewölbt

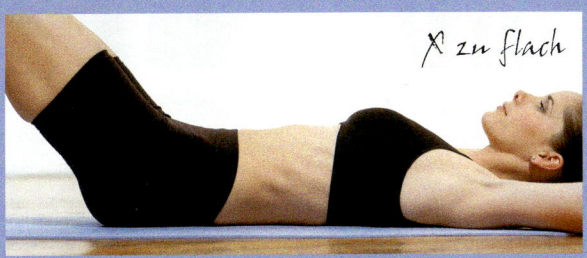

X zu flach

Beckenbodenmuskeln

1 Legen Sie sich auf den Rücken, die Beine sind ausgestreckt und hüftbreit auseinander. Die Arme liegen neben dem Körper. Stellen Sie sich vor, Sie würden Wasser lassen und wollten den Urinstrahl mittendrin unterbrechen – die Muskeln, die das ermöglichen, sind die Beckenbodenmuskeln.

2 Spannen Sie diese Muskeln fest an und spüren Sie, wie der Beckenboden in Richtung Magen gezogen wird. Zählen Sie bis vier und entspannen Sie die Beckenbodenmuskeln dann wieder.

Die Übung zehnmal wiederholen.

Die Beckenbodenmuskeln sind für eine stabile Körpermitte unverzichtbar, da sie mit den Bauchmuskeln verbunden sind. Wenn Ihre Bauchmuskeln gefordert werden, sollten Sie gleichzeitig immer auch den Beckenboden anspannen. Sobald dieser erschlafft, verschlechtert sich Ihre Haltung, was zu Rückenschmerzen führen kann.

> **TIPP**
>
> FALLS SIE SCHWIERIGKEITEN HABEN, IHRE BECKENBODENMUSKELN ZU LOKALISIEREN, KÖNEN SIE ES AUCH DAMIT VERSUCHEN, DIE POMUSKELN ANZUSPANNEN. ACHTEN SIE DABEI ABER STETS AUF EINE NEUTRALE POSITION DER WIRBELSÄULE.

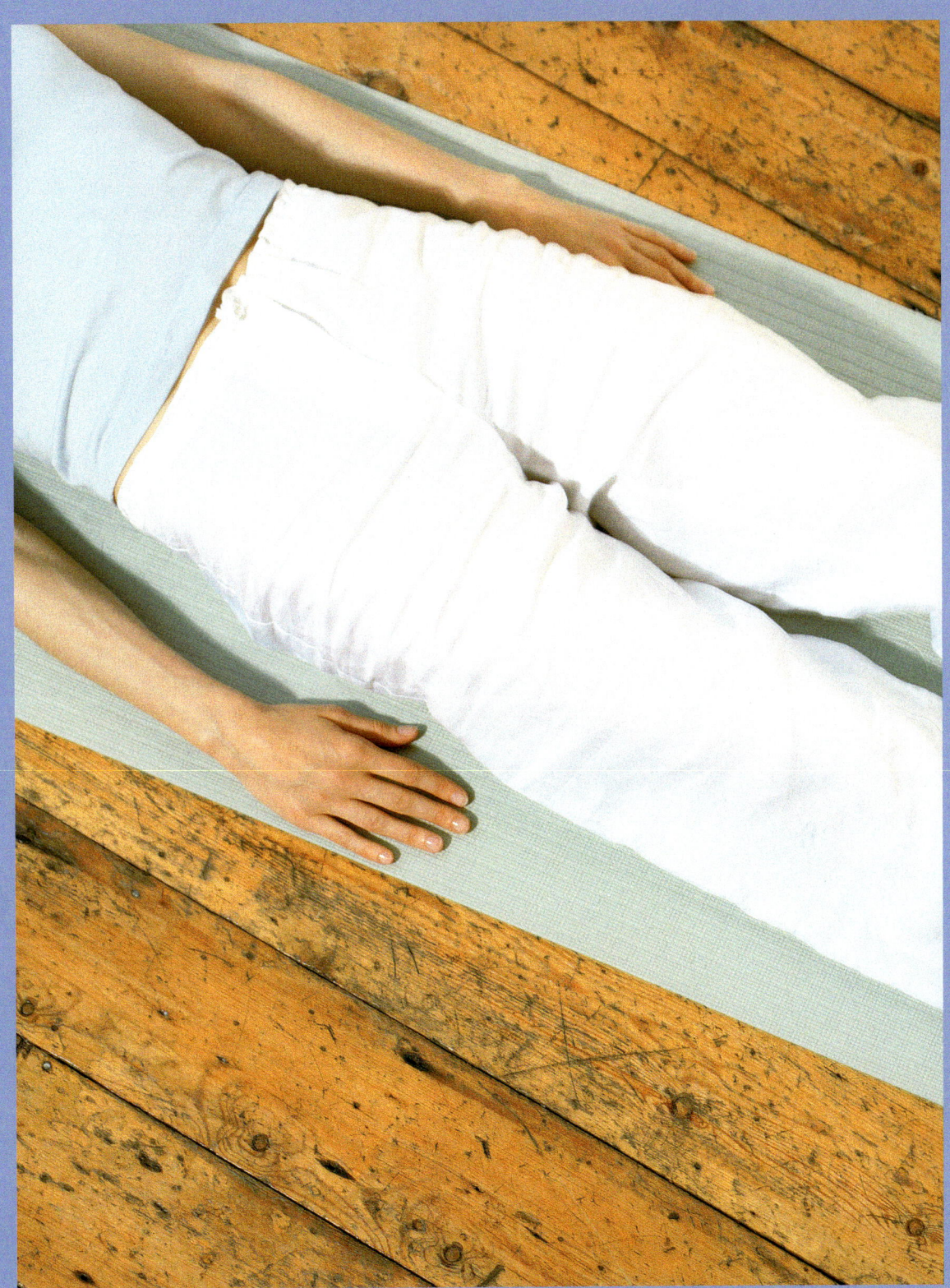

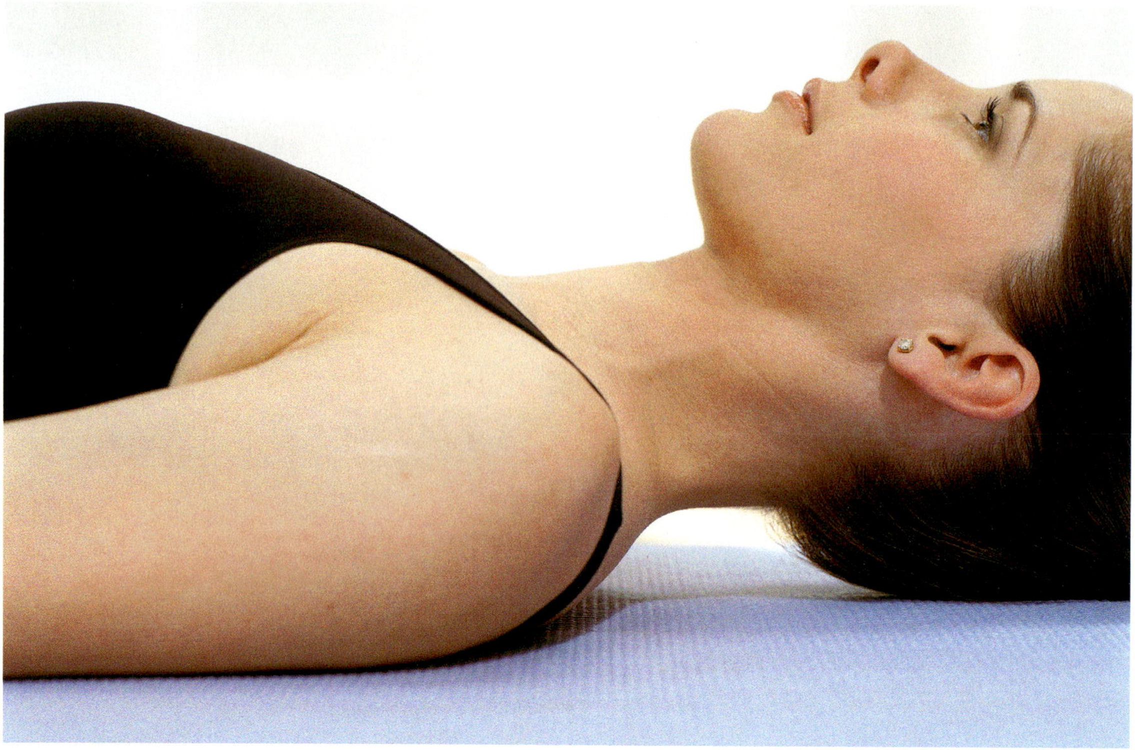

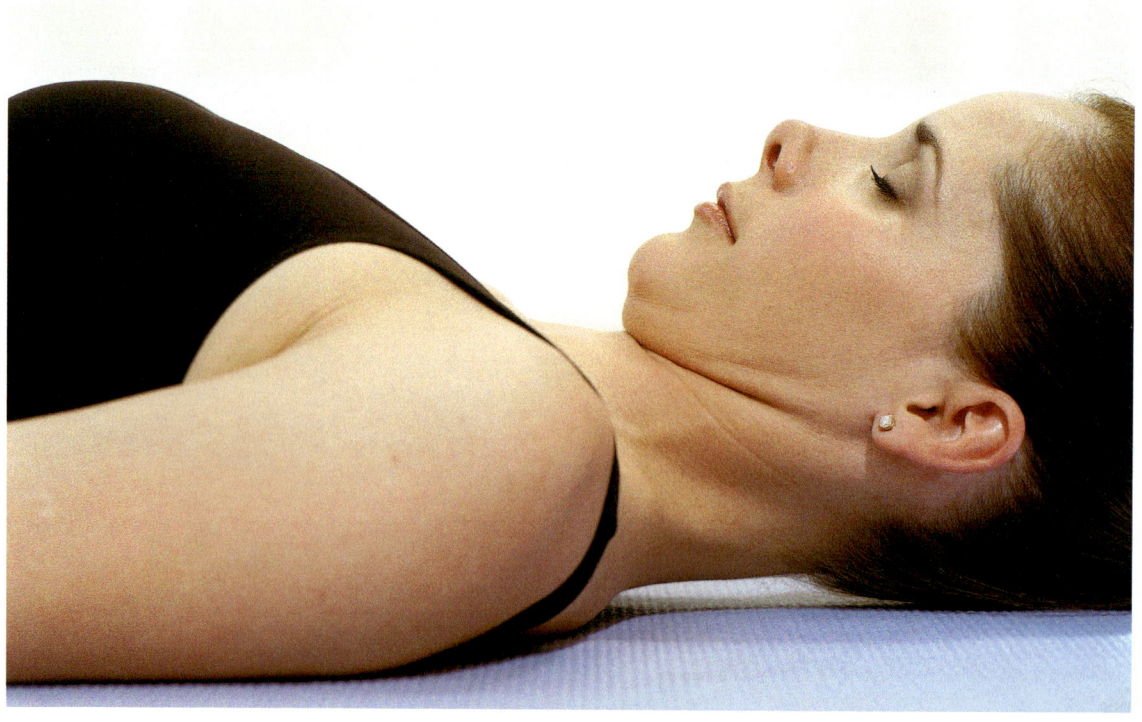

Nacken lang machen

1 Legen Sie sich auf den Rücken und stellen Sie die Füße auf, Ober- und Unterschenkel bilden einen rechten Winkel. Die Füße sind parallel und hüftbreit auseinander.

2 Einatmen und das Kinn an die Brust ziehen. Ausatmen und den Hals bewusst lang machen – mit einer sanften Bewegung.

3 Um den Nacken weiter zu dehnen, bleiben Sie in dieser Position und beschreiben mit der Nase mehrmals eine kleine Acht.

Die Achten je fünfmal in beide Richtungen absolvieren.

Um Verletzungen beim Pilates zu vermeiden, ist die korrekte Position der Halswirbelsäule unverzichtbar. Egal ob Sie liegen, stehen oder sitzen – nehmen Sie stets das Kinn ein wenig zurück und stellen Sie sich vor, Ihr Scheitel würde durch ein unsichtbares Band nach oben gezogen. So nehmen Sie automatisch die richtige Ausgangshaltung ein.

Schultern stabilisieren

Viele Menschen leiden an Schulterverspannungen und Nackenschmerzen, weil sie ihre Schulterblätter nicht unten lassen, wenn sie die Arme heben. Das führt dazu, dass die Schulterblätter die meiste Zeit hochgezogen und verkrampft sind. Wenn beim Pilates die Arme gehoben werden, beginnt die Übung stets damit, dass man die Schulterblätter nach unten zieht und die Schultern auf diese Weise stabilisiert.

1   Um die richtige Haltung zu finden, stellen Sie sich vor einen Spiegel. Die Arme hängen locker seitlich herab. Bevor Sie beginnen, ziehen Sie die Schulterblätter bewusst nach unten.

2   Jetzt strecken Sie einen Arm über den Kopf, während die Schultern unten bleiben. Die Schulterpartie sollte dabei völlig entspannt sein. Achten Sie auf genügend Raum zwischen Ohr und Schulter.

Die Übung mit dem anderen Arm wiederholen.

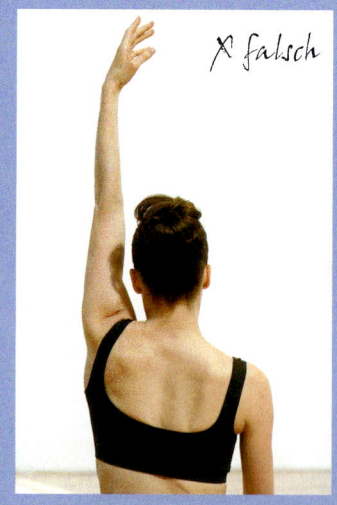

X falsch

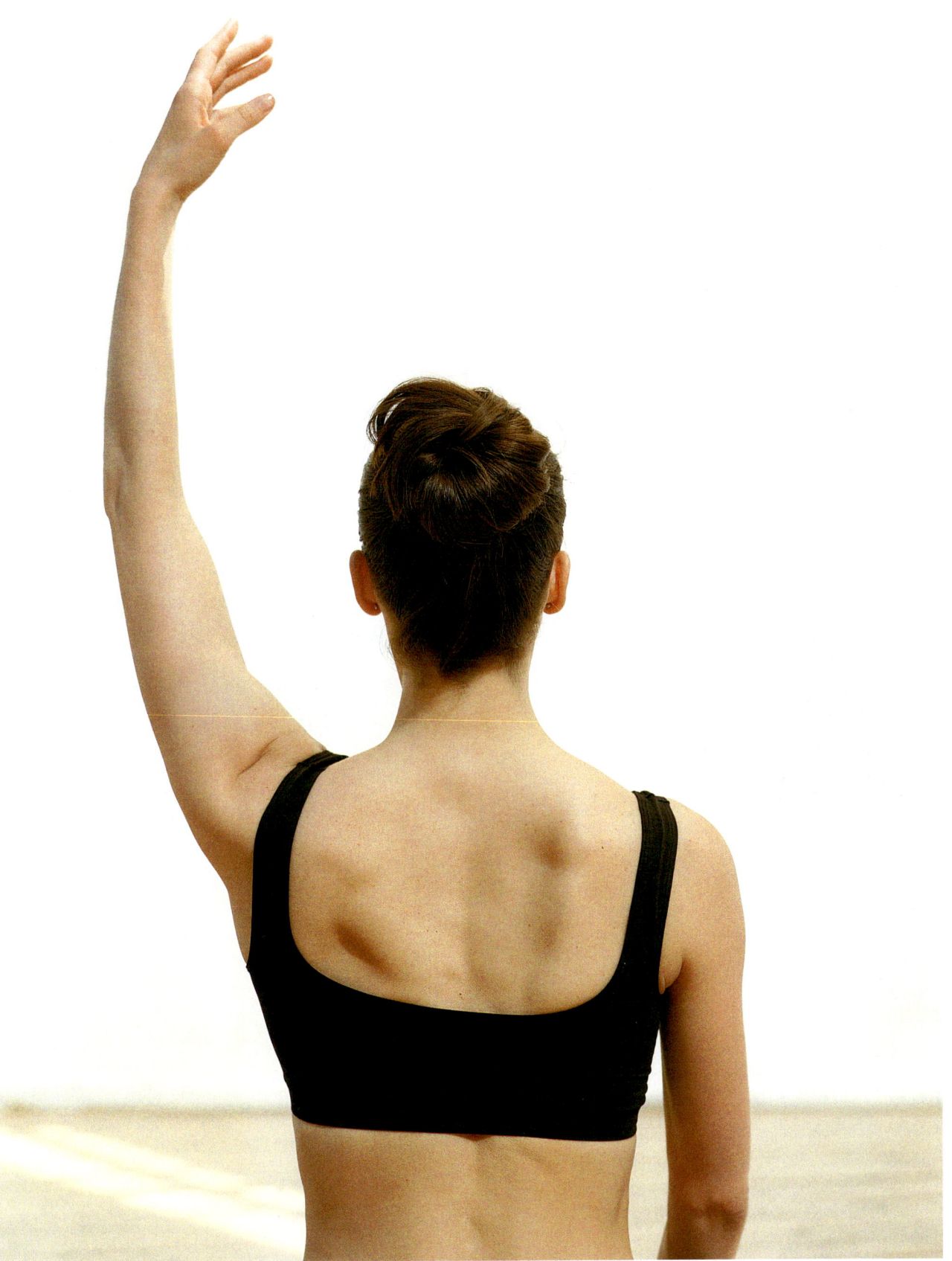

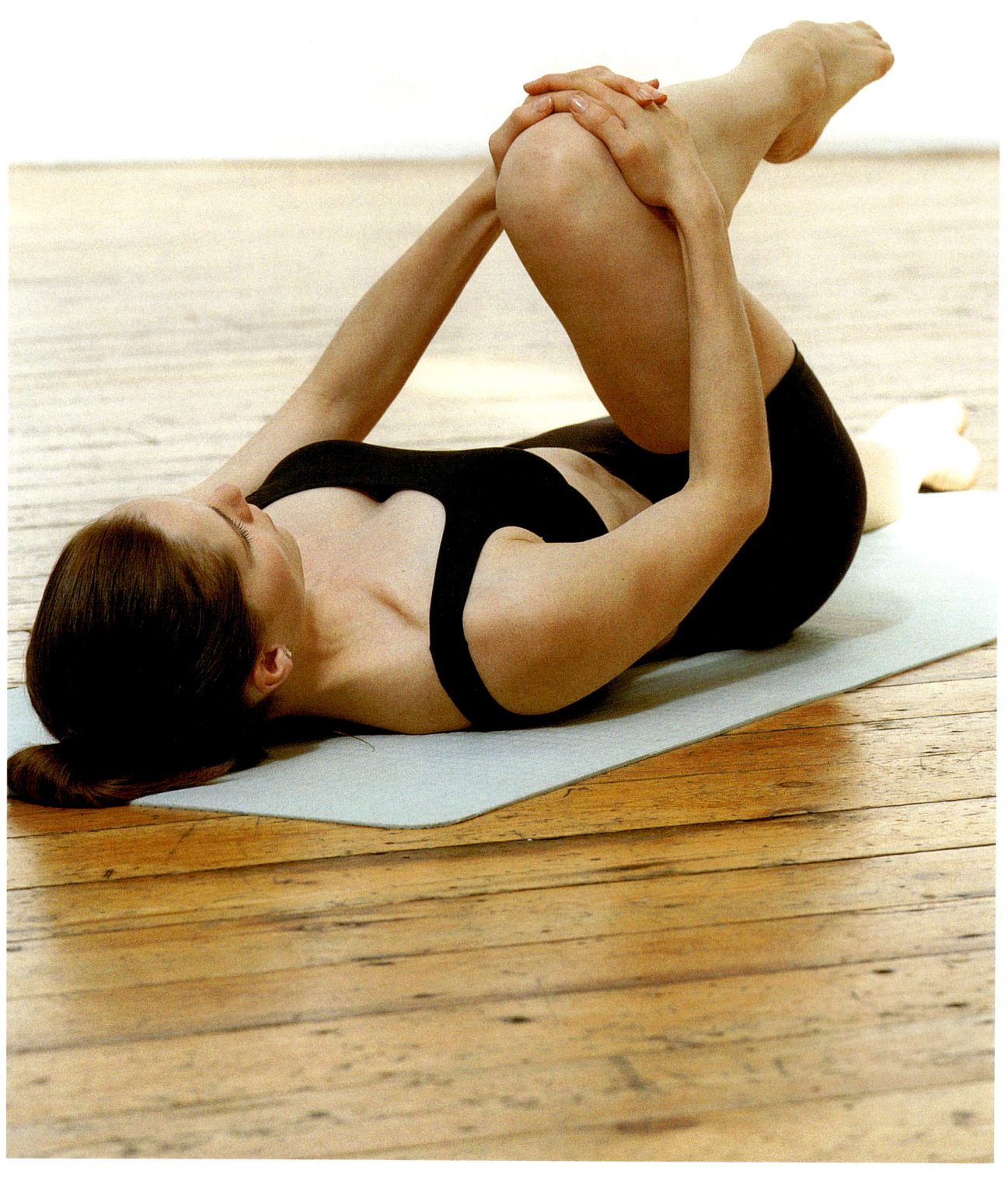

Bein nach außen drehen (Turn-out)

Wenn man ein Bein nach außen dreht, könnte man meinen, die Bewegung entstünde aus dem Fuß heraus, obwohl sie eigentlich von der Hüfte ausgeht. Um ein Gespür dafür zu bekommen, legen Sie sich auf den Rücken und legen Ihre Hände auf Ihre Hüften. Drehen Sie die Beine nach außen und konzentrieren Sie sich dabei auf die Mitte der Oberschenkel. Drehen Sie sie nach außen und dann weiter in Richtung Boden. Wenn Sie die richtige Haltung einnehmen, werden automatisch auch die Muskeln der Oberschenkelinnenseiten beansprucht.

1   Legen Sie sich mit gestreckten Beinen auf den Rücken. Winkeln Sie ein Bein an und ziehen Sie das Knie zur Brust (das andere Bein bleibt gestreckt). Das Knie mit beiden Händen umfassen und in der Luft kreisen lassen.

2   Nur die Hüfte des beanspruchten Beins darf sich bewegen, die andere bleibt am Boden. Sollte sie sich mitdrehen, halten Sie sie mit einer Hand.

Jede Hüfte zehnmal kreisen lassen.

Die Verbindung zwischen Körper und Geist

Wie beim Yoga oder anderen ganzheitlich orientierten Trainingsformen gibt es auch beim Pilates eine enge Verbindung zwischen Körper und Geist. Wenn Sie sich während der Übungen bewusst auf einzelne Muskeln konzentrieren, können Sie damit den Kräftigungs- und Dehnprozess unterstützen. Seien Sie stets achtsam in Bezug auf Ihre Haltung und die Ausführung aller Bewegungen, denn nur so schöpfen Sie das Potenzial Ihrer Muskeln wirklich voll aus.

1   Stellen Sie sich aufrecht hin, die Füße sind parallel und hüftbreit auseinander. Der Nabel ist Richtung Wirbelsäule gezogen, die Rippen streben nach unten (stellen Sie sich vor, sie würden an der Körpervorderseite herabgleiten). Die Schultern sind entspannt, Kopf und Wirbelsäule bilden eine Linie.

2   Einatmen und den Kopf auf die Brust fallen lassen. Ausatmen und die Arme hängen lassen, während Sie Wirbel für Wirbel abrollen. Die Beine strecken und während der Übung weder vor noch zurück schwanken. Den Kopf hängen lassen und die Hände so weit wie möglich Richtung Boden bringen (aber nicht mit Gewalt!).

3   Unten angekommen einatmen, die Position halten und bis zwei zählen. Dann ausatmen und das Rückgrat mit Hilfe der Bauchmuskeln Wirbel für Wirbel wieder aufrollen, bis Sie in die Ausgangsposition zurückgekehrt sind.

Die Übung dreimal wiederholen.

TIPP

WENN SIE DAS GEFÜHL HABEN, ZU VIEL DRUCK AUSZUÜBEN, DIE KNIE LEICHT BEUGEN.

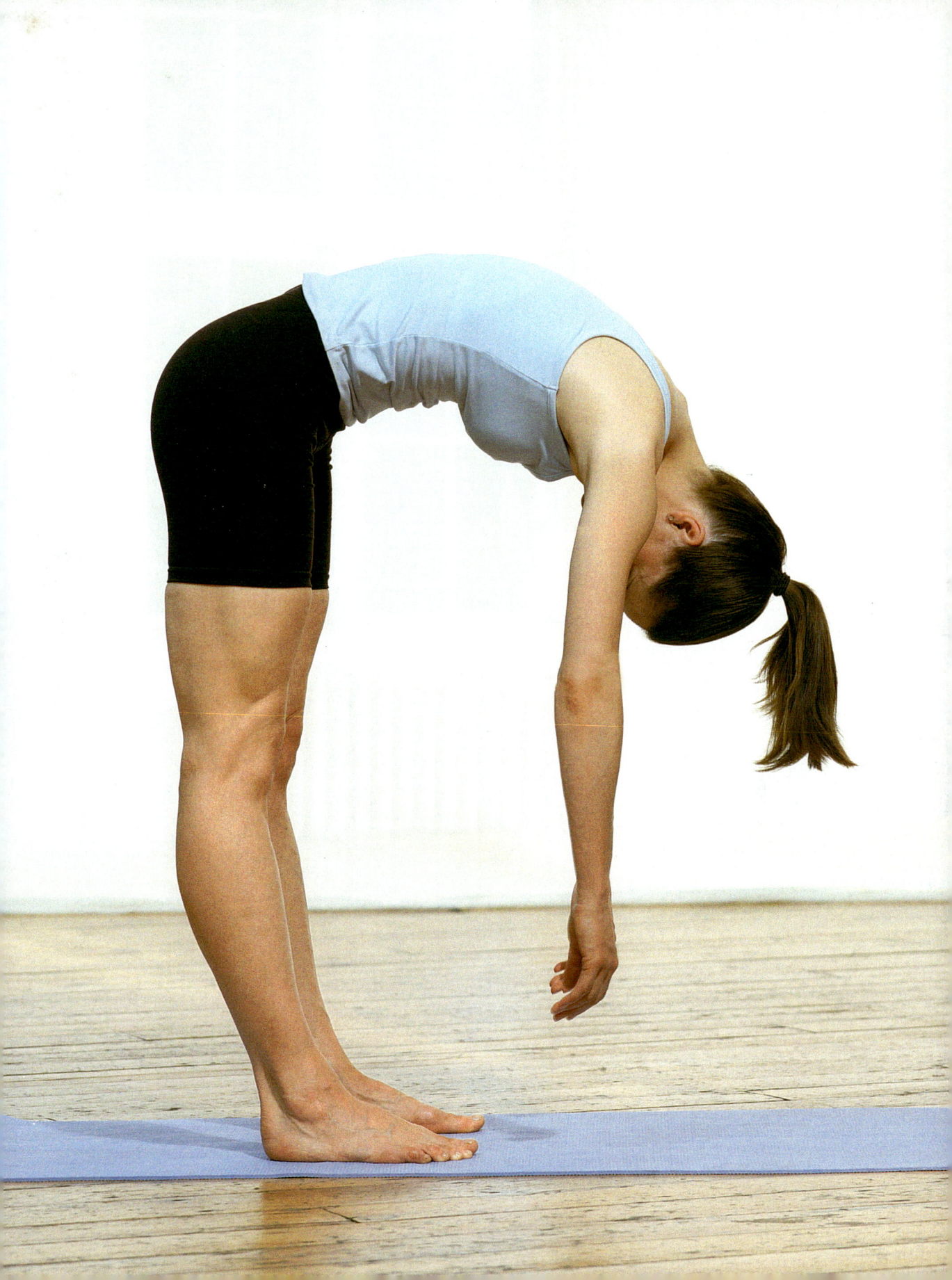

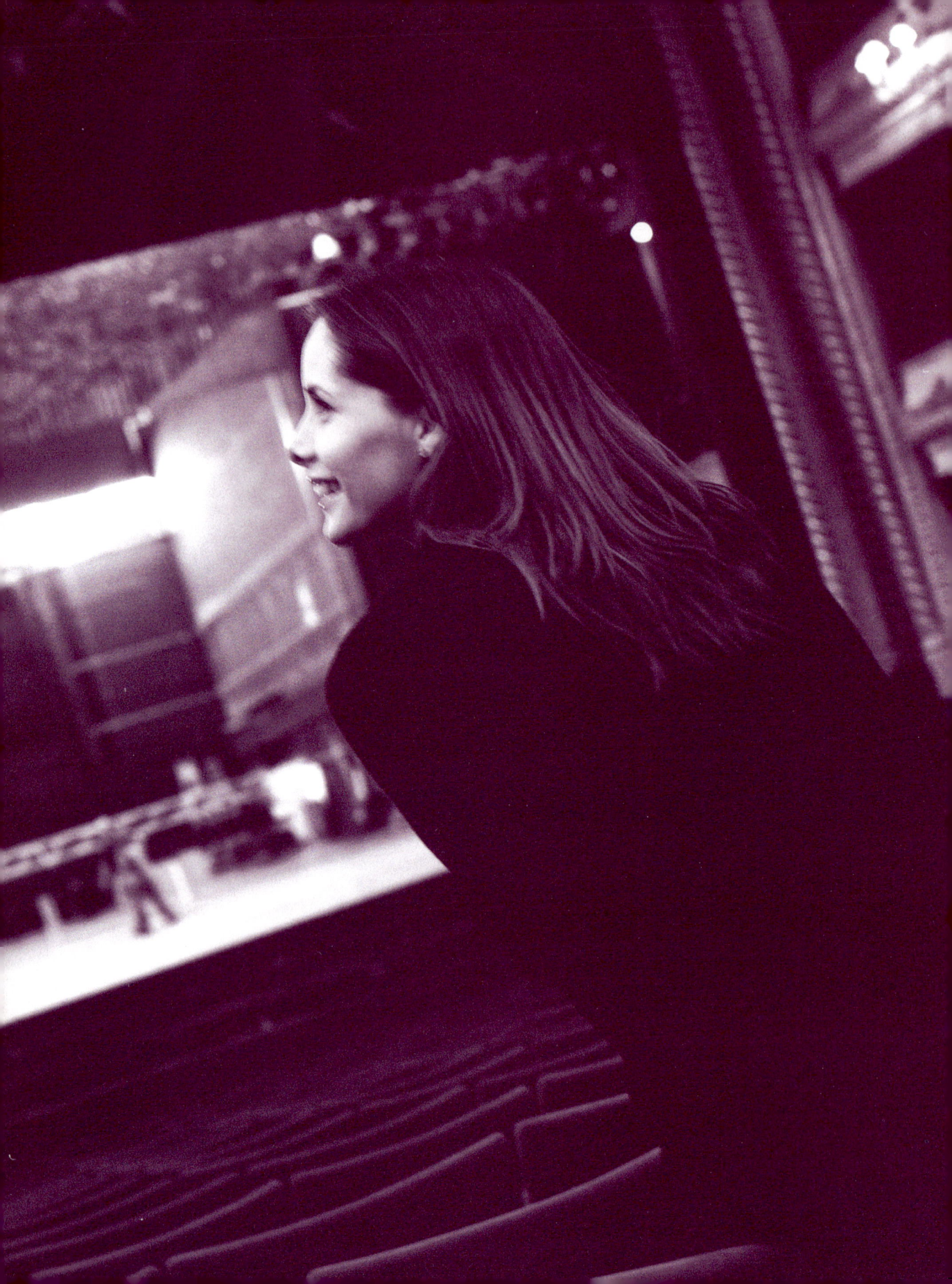

WARM-UP/ BEWEG- LICHKEIT

Bitte überspringen Sie diesen Abschnitt nicht! Bevor Sie mit dem eigentlichen Übungsprogramm beginnen, muss Ihr Körper gut aufgewärmt sein, da Sie sonst Verletzungen riskieren. Wenn die Muskeln nicht ausreichend gedehnt sind, können Sie die Übungen zudem nicht korrekt ausführen.

Idealerweise sollten Sie täglich einige Dehnübungen machen, auch wenn Sie anschließend nicht mit dem Pilates-Programm fortfahren. Das macht Sie gelenkiger und sorgt dafür, dass Muskeln und Gelenke bereits beweglicher sind, wenn Sie mit dem Training beginnen. Mit fortschreitendem Alter verlieren die Muskeln an Elastizität, sodass regelmäßige Dehnübungen immer wichtiger werden. Wer nichts tut, muss damit rechnen, dass sich die Muskulatur immer mehr verkürzt und verhärtet.

Das Aufwärmtraining sollte weder halbherzig noch übertrieben sein – zehn Minuten sind völlig ausreichend. Die sanften Übungen machen Ihre Gelenke geschmeidig und bereiten sie so auf das eigentliche Training vor. Neben den im Folgenden vorgestellten Übungen ist auch Joggen auf der Stelle ein ideales Warm-up. Was Sie nicht tun sollten: Gleich morgens nach dem Aufstehen wie wild herumspringen. Im Gegenteil: Beim Warm-up geht es darum, die Muskeln so sanft wie möglich zu dehnen. Das Aufwärmtraining soll Ihnen gut tun und auf keinen Fall Schmerzen verursachen. Denken Sie daran, stets in die Dehnung hineinzuatmen. Das hilft Ihnen, die Position zu halten und die Muskeln zu verlängern.

Roll-down im Sitzen

1 Setzen Sie sich aufrecht auf einen Stuhl oder auf die Bettkante. Die Füße berühren den Boden, sind parallel und hüftbreit auseinander. Den Nabel sanft in Richtung Wirbelsäule ziehen. Dadurch spannen Sie die Bauchmuskeln an und nehmen automatisch eine aufrechte Haltung ein.

2 Einatmen, dann ausatmen und das Kinn auf die Brust fallen lassen. Den Oberkörper Wirbel für Wirbel nach unten abrollen. Es macht gar nichts, wenn Sie anfangs nicht so weit kommen.

3 Wenn Sie nicht mehr weiterkönnen, einatmen und ebenso langsam in die Ausgangsposition zurückkehren.

Die Übung zehnmal wiederholen.

Das *Abrollen* dient dazu, die Wirbelsäule zu aktivieren. Während Wirbel für Wirbel abgerollt wird, öffnen und dehnen Sie Ihren Rücken.

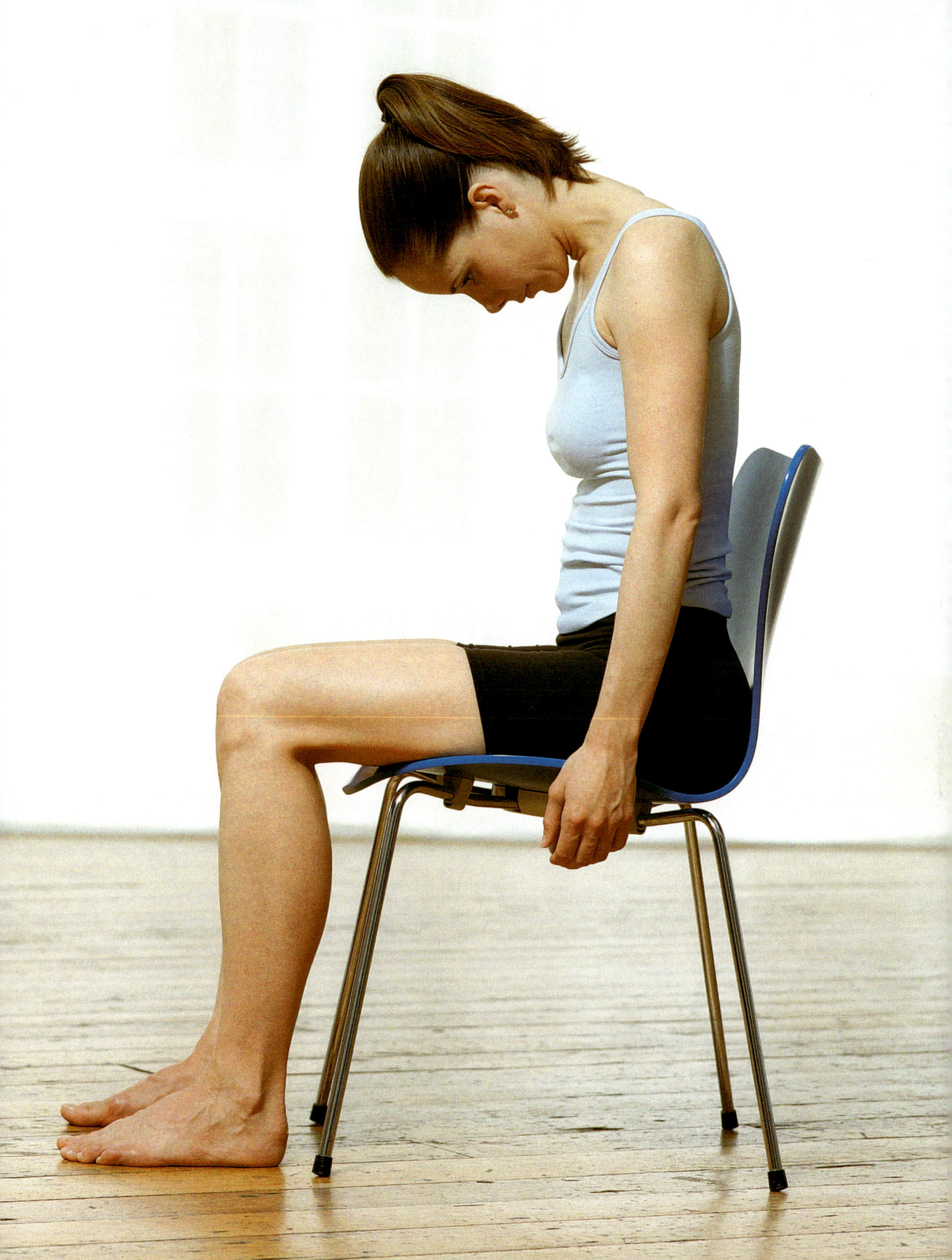

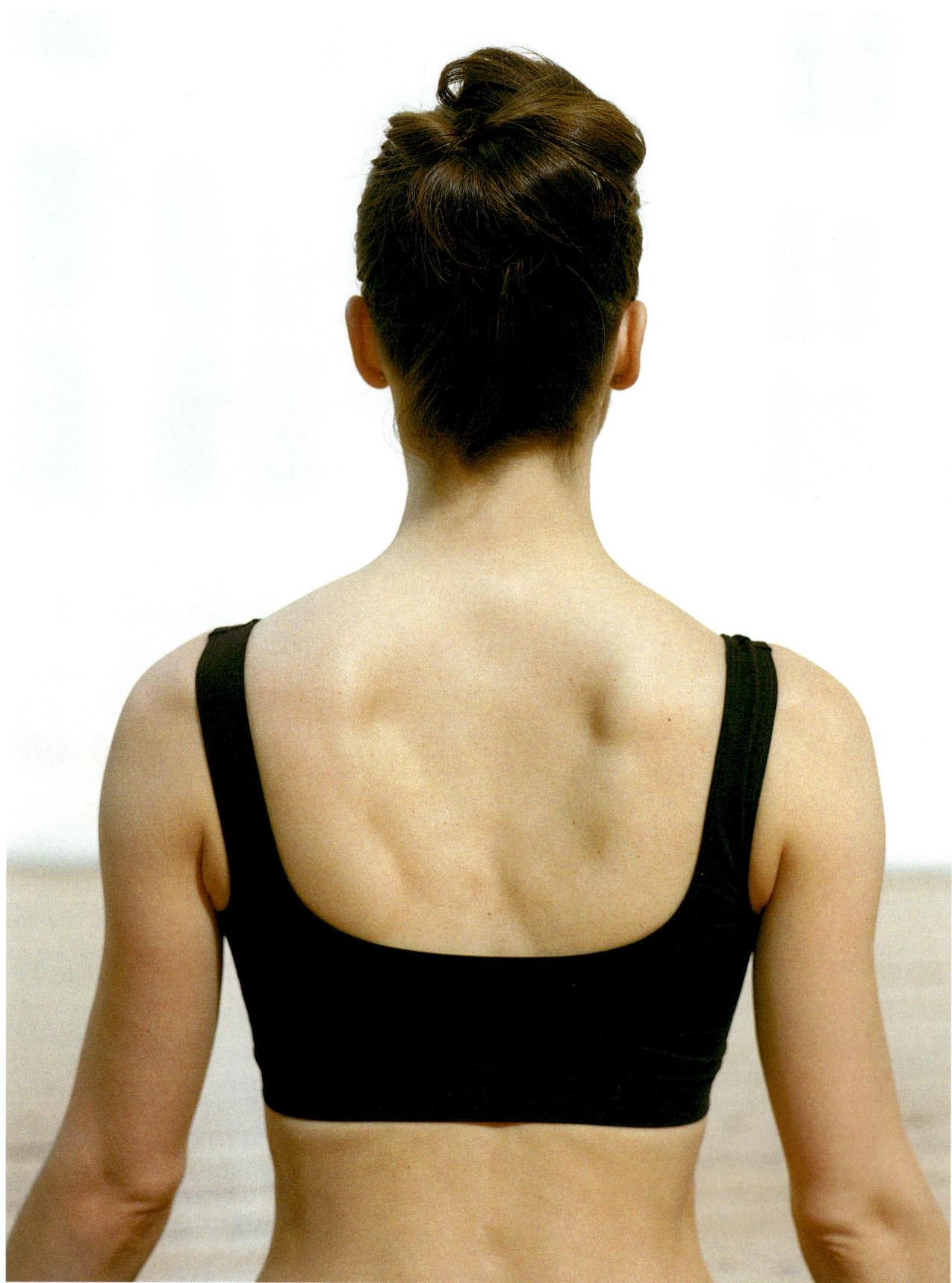

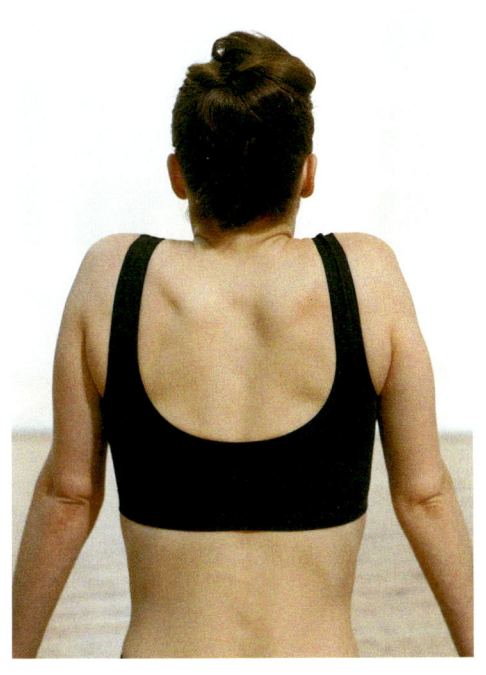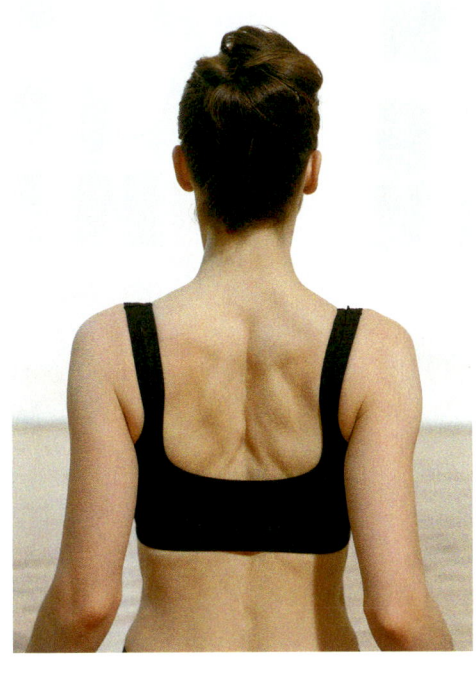

Shoulder Rolls

1 Stellen Sie sich aufrecht hin,
die Arme hängen locker seitlich
herab.

2 Beide Schultern zu den Ohren
ziehen und dann von hinten
nach vorn kreisen lassen. Normal weiteratmen und die Schulterblätter dabei bewusst nach
unten ziehen. Anschließend die
Bewegungsrichtung umkehren
und die Schultern von vorn
nach hinten kreisen lassen.

Schultern zehn Mal in beide
Richtungen kreisen lassen.

Die meisten von uns haben
verkrampfte Schultern. Das
Schulterkreisen macht sie
beweglicher und entspannt
außerdem den gesamten
oberen Rücken.

Neck Stretches (I)

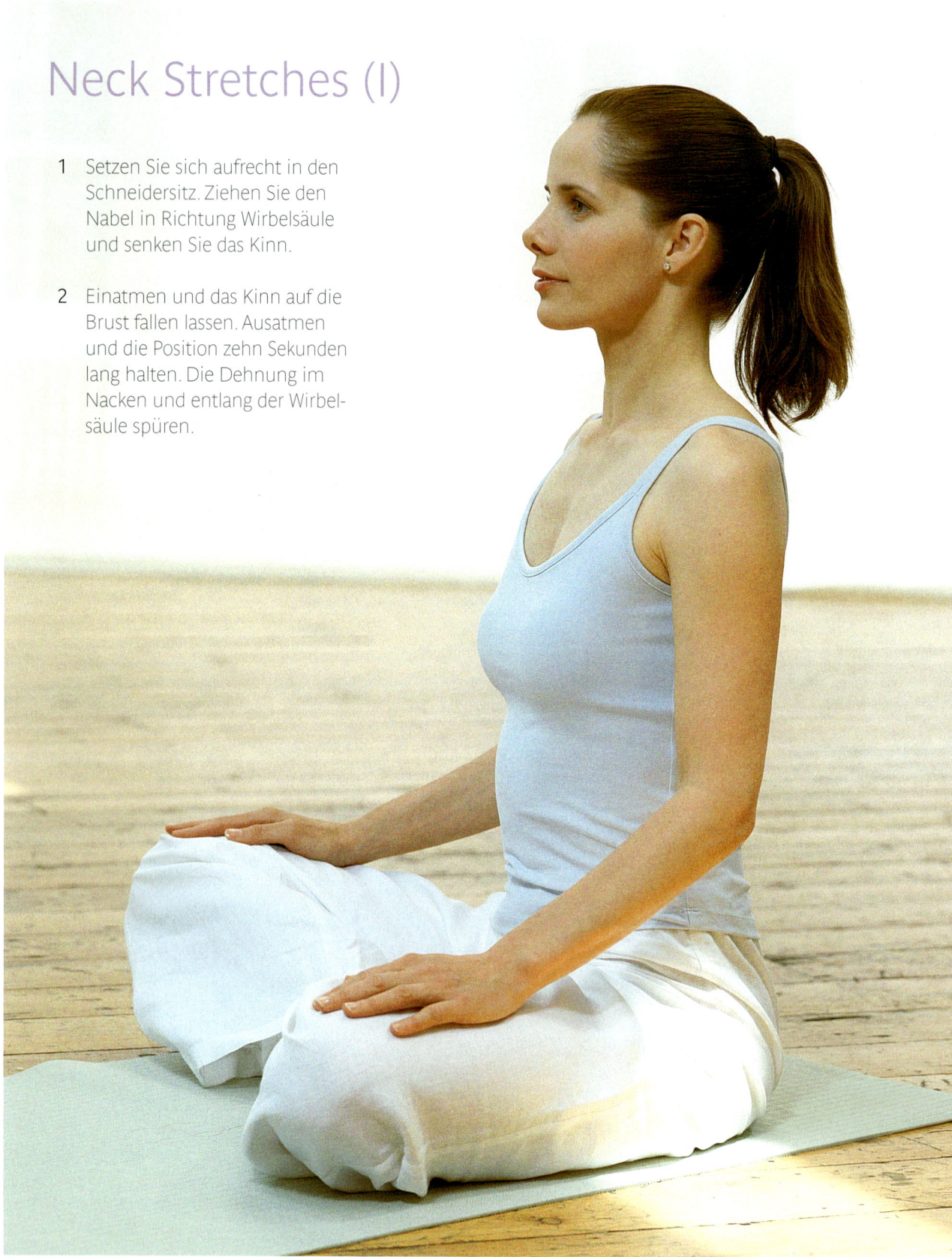

1   Setzen Sie sich aufrecht in den
    Schneidersitz. Ziehen Sie den
    Nabel in Richtung Wirbelsäule
    und senken Sie das Kinn.

2   Einatmen und das Kinn auf die
    Brust fallen lassen. Ausatmen
    und die Position zehn Sekunden
    lang halten. Die Dehnung im
    Nacken und entlang der Wirbel-
    säule spüren.

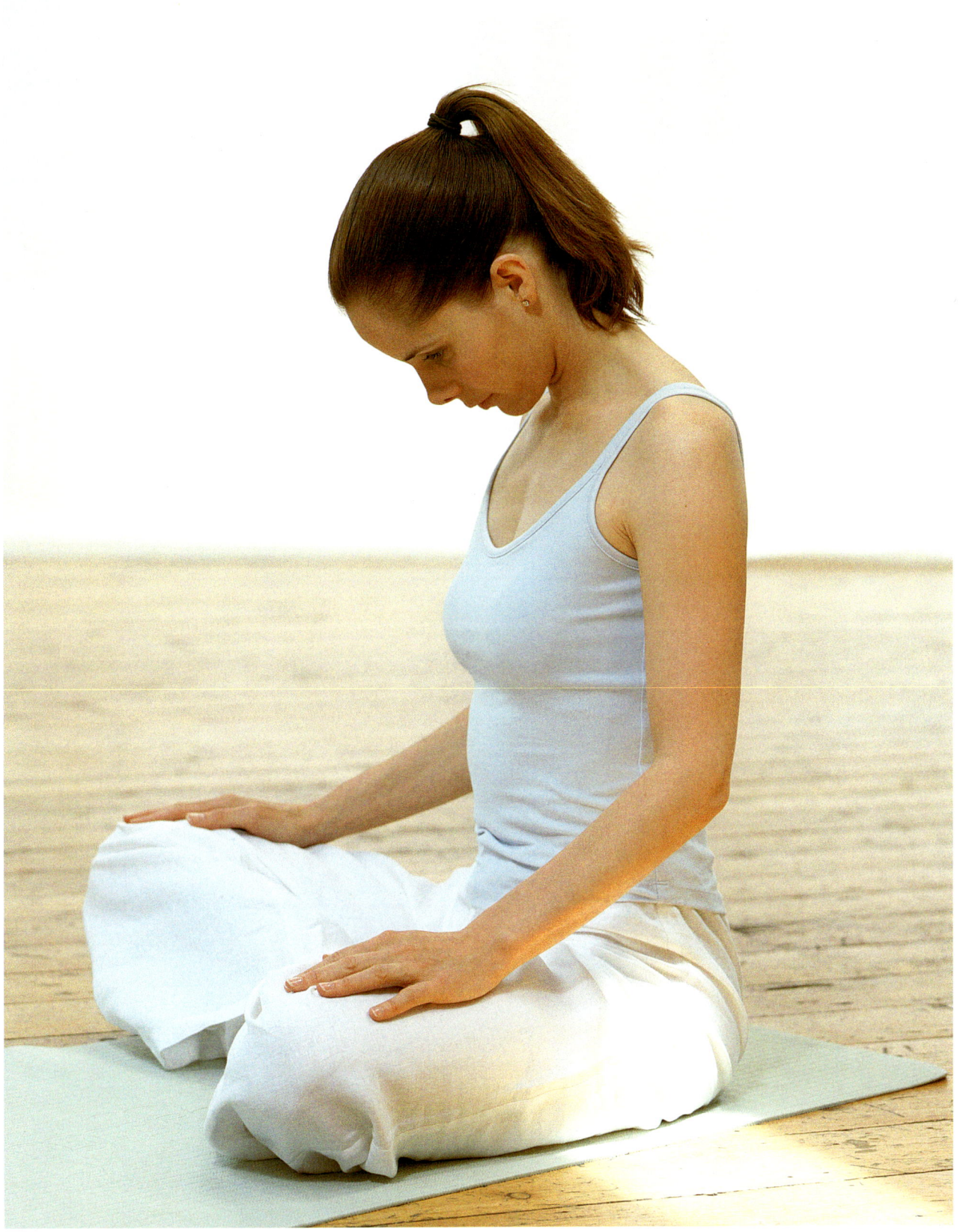

Neck Stretches (II)

1 Setzen Sie sich aufrecht in den Schneidersitz. Ziehen Sie den Nabel in Richtung Wirbelsäule und neigen Sie den Kopf nach links. Ausatmen und die Position zehn Sekunden lang halten. (Die Dehnung auf der rechten Nackenseite und entlang der Wirbelsäule spüren.)

2 In die Ausgangsposition zurückkehren und die Übung zur anderen Seite wiederholen.

Die Übung dreimal im Wechsel zu beiden Seiten wiederholen.

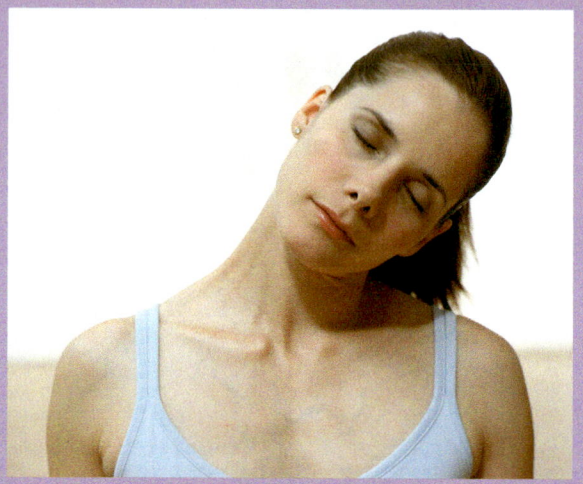

TIPP

FORTGESCHRITTENE LEGEN DIE LINKE HAND ÜBER DAS RECHTE OHR, WENN SIE DEN KOPF NACH LINKS NEIGEN, UND UMGEKEHRT. DAS GEWICHT DER HAND VERTIEFT DIE DEHNUNG.

Die *Nackendehnung* ist für jeden ideal, der am Schreibtisch arbeitet oder an Verspannungen von Nacken und Schultern leidet.

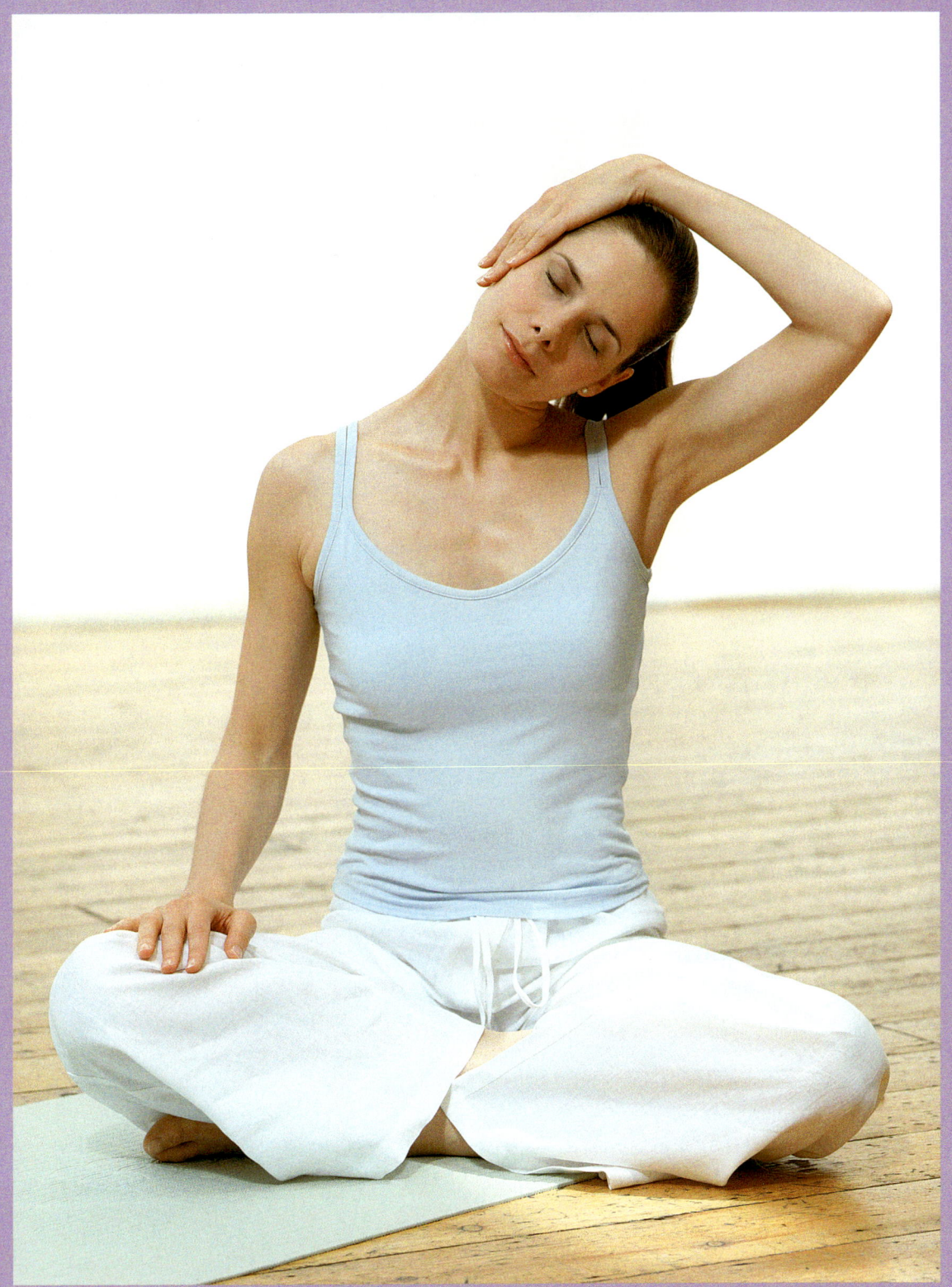

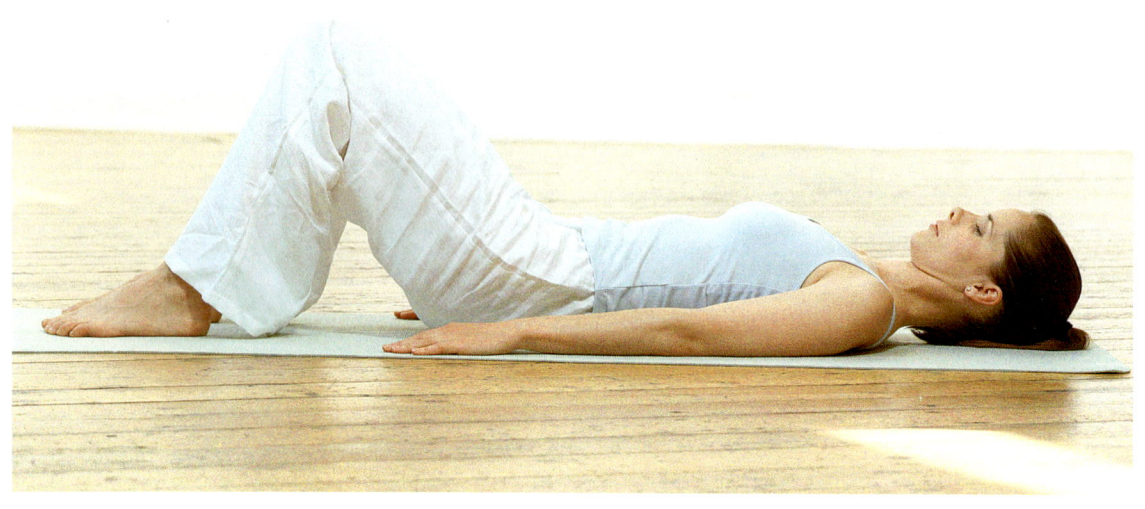

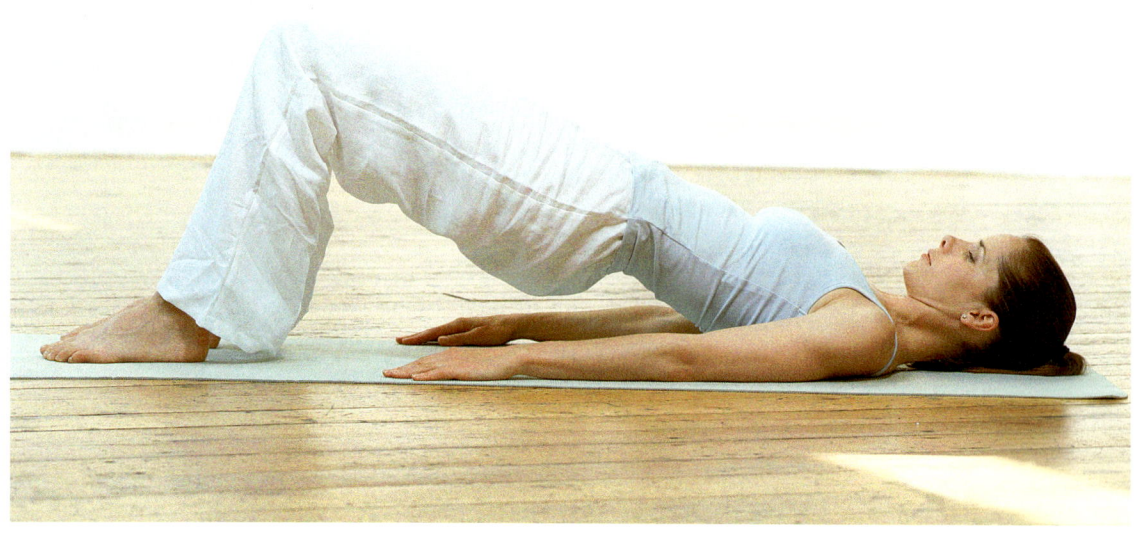

Bridging

1　Legen Sie sich auf den Rücken
und stellen Sie die Füße auf,
Ober- und Unterschenkel bilden
einen rechten Winkel. Die Füße
sind parallel und hüftbreit auseinander, die Arme liegen neben
dem Körper.

2　Ausatmen und die Becken-
boden- sowie die Pomuskeln
anspannen. Die Wirbelsäule
langsam Wirbel für Wirbel von
der Matte lösen, bis Hüften
und Knie eine Linie bilden.

3　Einatmen und regungslos in
dieser Position verharren.

4　Ausatmen und die Wirbelsäule
mit Hilfe der Bauchmuskeln
wieder Wirbel für Wirbel abrollen.
Der Po bleibt bis zum Schluss
in der Luft und wird als Letztes
abgelegt.

Die Übung zehnmal wiederholen.

Die *Brücke* ist eine Basisübung
zum Aufwärmen für den
unteren Rücken und aktiviert
die Wirbelsäule.

Pelvic Clock

1   Bei dieser Übung findet nur eine
    imaginäre Bewegung statt. Legen
    Sie sich auf den Rücken und
    stellen Sie die Füße auf, Ober- und
    Unterschenkel bilden einen rech-
    ten Winkel. Die Füße sind parallel
    und hüftbreit auseinander, die
    Arme liegen neben dem Körper.

2   Atmen Sie ein und stellen Sie
    sich vor, wie eine Hüfte erst in
    Richtung Nabel, dann zur anderen
    Körperhälfte und schließlich
    in Richtung Schambein kreist.
    Sobald Sie ein Gefühl dafür ent-
    wickelt haben, beschleunigen
    Sie diese imaginäre Bewegung
    und absolvieren sie insgesamt
    zehnmal.

3   Wenn Sie erst einmal damit
    vertraut geworden sind, spüren
    Sie eine Bewegung in den ent-
    sprechenden Muskeln, ohne dass
    sich Ihr Körper tatsächlich bewegt.

    Die Übung mit der anderen Hüfte
    ebenfalls zehnmal wiederholen.

Die *Beckenuhr* ist wirksamer
als Sie denken – höchst effektives Bauchmuskeltraining.

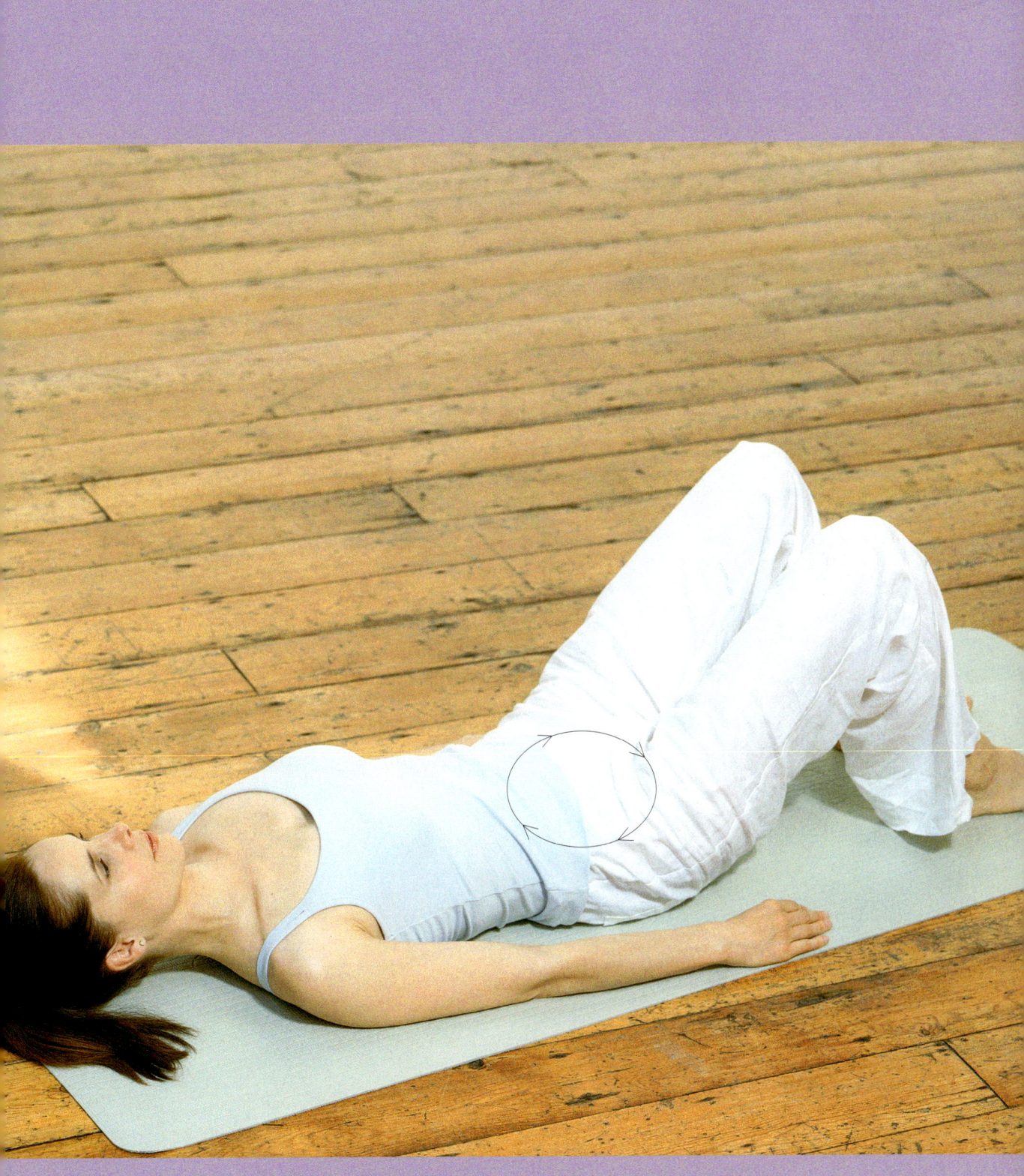

Knie-an-die-Brust-Stretch

1   Legen Sie sich auf den Rücken
    und stellen Sie die Füße auf.
    Ober- und Unterschenkel bilden
    einen rechten Winkel, beide Beine
    berühren sich. Legen Sie sich ein
    Kissen unter den Po. Ziehen Sie
    die Knie an die Brust, wo Sie sie
    mit den Händen festhalten. Der
    Po liegt auf dem Kissen.

2   Einatmen, die Knie langsam
    näher zur Brust und den Nabel
    in Richtung Wirbelsäule ziehen.

3   Atmen Sie aus und stellen sich
    vor, dass Steißbein und Scheitel
    von einander weg streben.

4   Einatmen und die Wirbelsäule
    entspannen. Das Steißbein ruht
    nun wieder auf dem Kissen.

Die Übung fünfmal wiederholen.

Eine wunderbare Übung für den unteren Rücken.

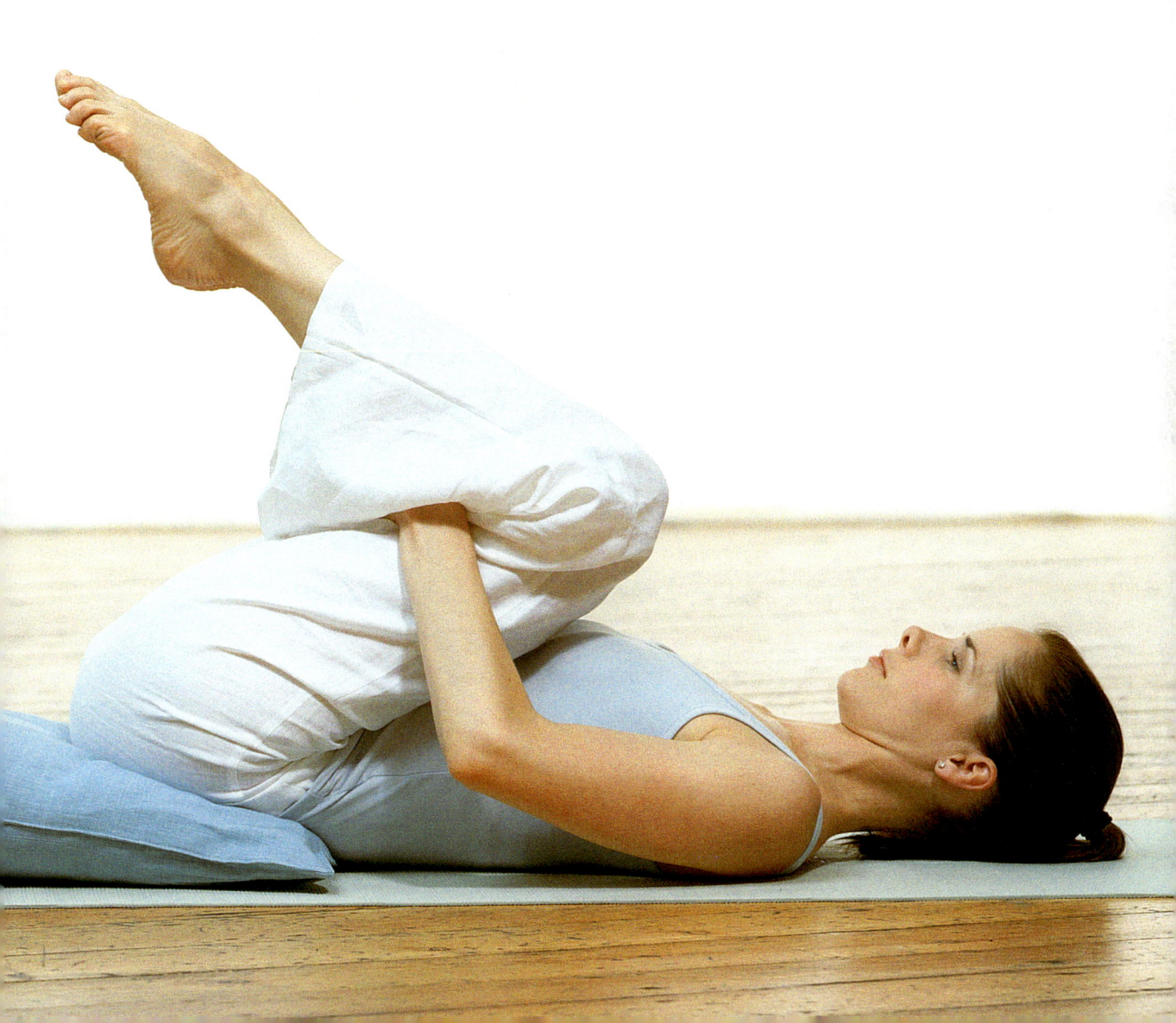

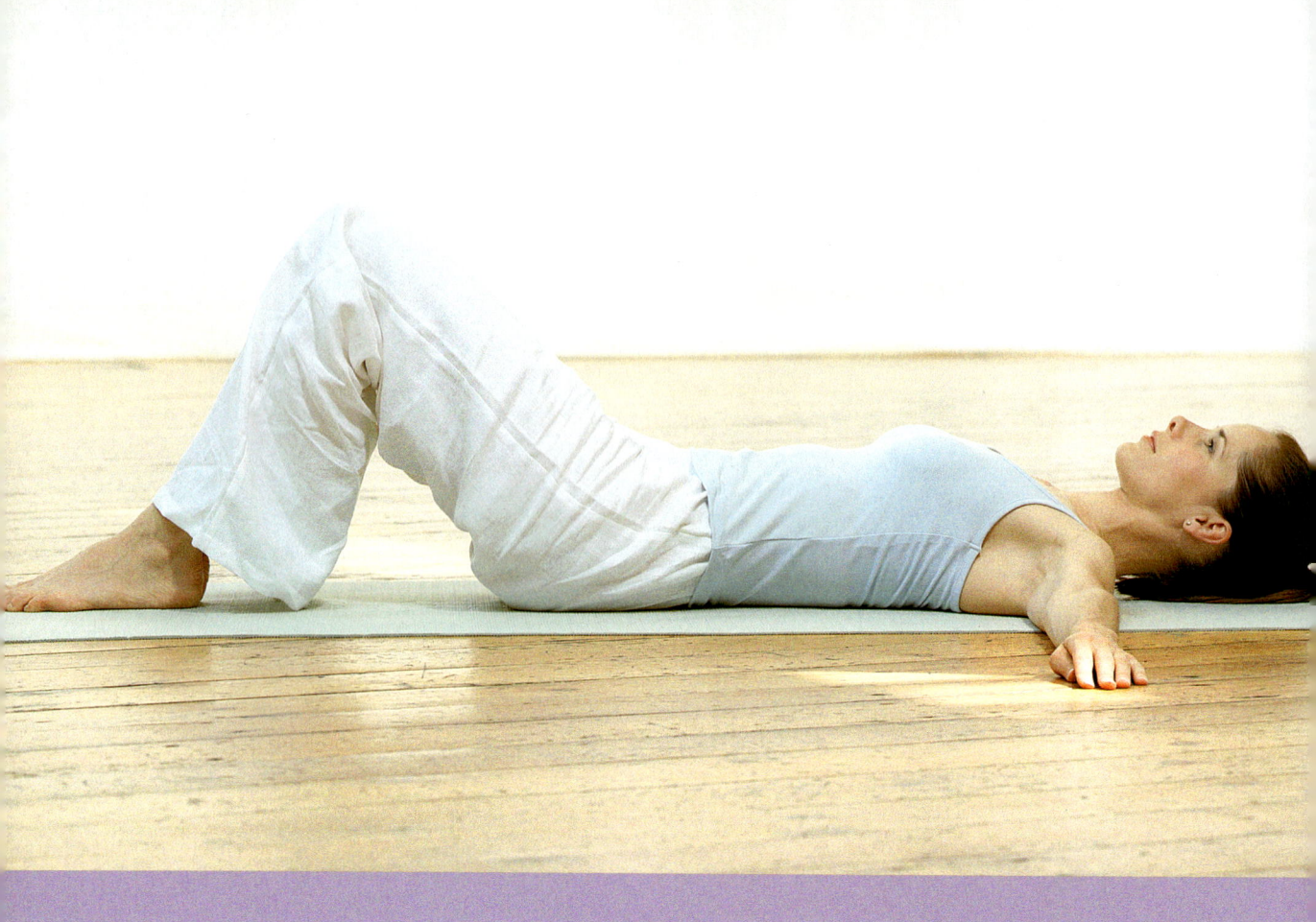

Die meisten Menschen haben nur schwach entwickelte schräge Bauchmuskeln. Daher ist *Kniekreisen* ideal für alle, die sich eine schlanke Taille wünschen.

Knee Rolling (I)

1. Legen Sie sich auf den Rücken und stellen Sie die Füße auf, Ober- und Unterschenkel bilden einen rechten Winkel, die Knie berühren sich.

2. Die Arme auf Schulterhöhe zur Seite strecken (dabei die Schultern nicht Richtung Ohren ziehen!).

3. Einatmen, den Nabel in Richtung Wirbelsäule ziehen und die Knie mit Hilfe der Bauchmuskeln zur Seite kippen, während die gegenüberliegende Hüfte am Boden bleibt. Die Knie nicht zu Boden zwingen.

4. Ausatmen und die Knie mit Hilfe der Bauchmuskeln wieder in die Ausgangsposition zurückbringen. Die Übung zur anderen Seite wiederholen.

Die Übung im Wechsel fünfmal zu beiden Seiten absolvieren.

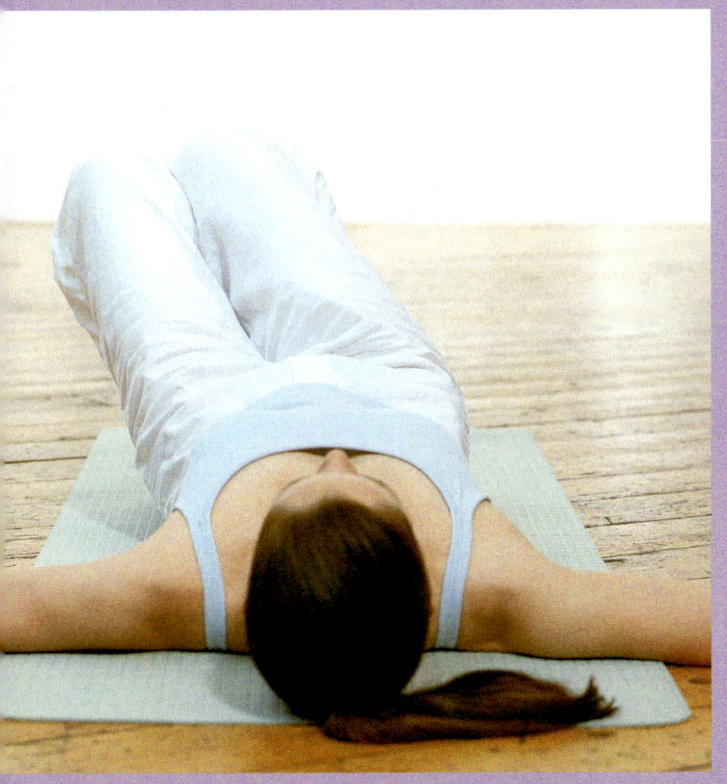

Knee Rolling (II)

Dieses *Kniekreisen* für Fortgeschrittene beansprucht auch die Muskeln der Oberschenkelinnenseiten.

1 Legen Sie sich auf den Rücken und stellen Sie die Füße auf. Klemmen Sie ein Kissen zwischen Ihre Knie und heben Sie die Beine, bis sich die Knie genau über den Hüften befinden. Ober- und Unterschenkel bilden einen rechten Winkel. Das Kissen vor allem mit den Oberschenkelinnenseiten halten.

2 Die Arme auf Schulterhöhe zur Seite strecken. Einatmen, den Nabel in Richtung Wirbelsäule ziehen und die Knie mit Hilfe der Bauchmuskeln zur Seite kippen, während die gegenüberliegende Hüfte am Boden bleibt.

3 Ausatmen und die Knie mit Hilfe der Bauchmuskeln wieder in die Ausgangsposition bringen. Die Übung zur anderen Seite wiederholen. Die Bewegung stets langsam und kontrolliert ausführen und die Wirbelsäule völlig ruhig halten.

Die Übung im Wechsel fünfmal zu beiden Seiten absolvieren.

TIPP

BAUCHMUSKELN NICHT NACH AUSSEN WÖLBEN!

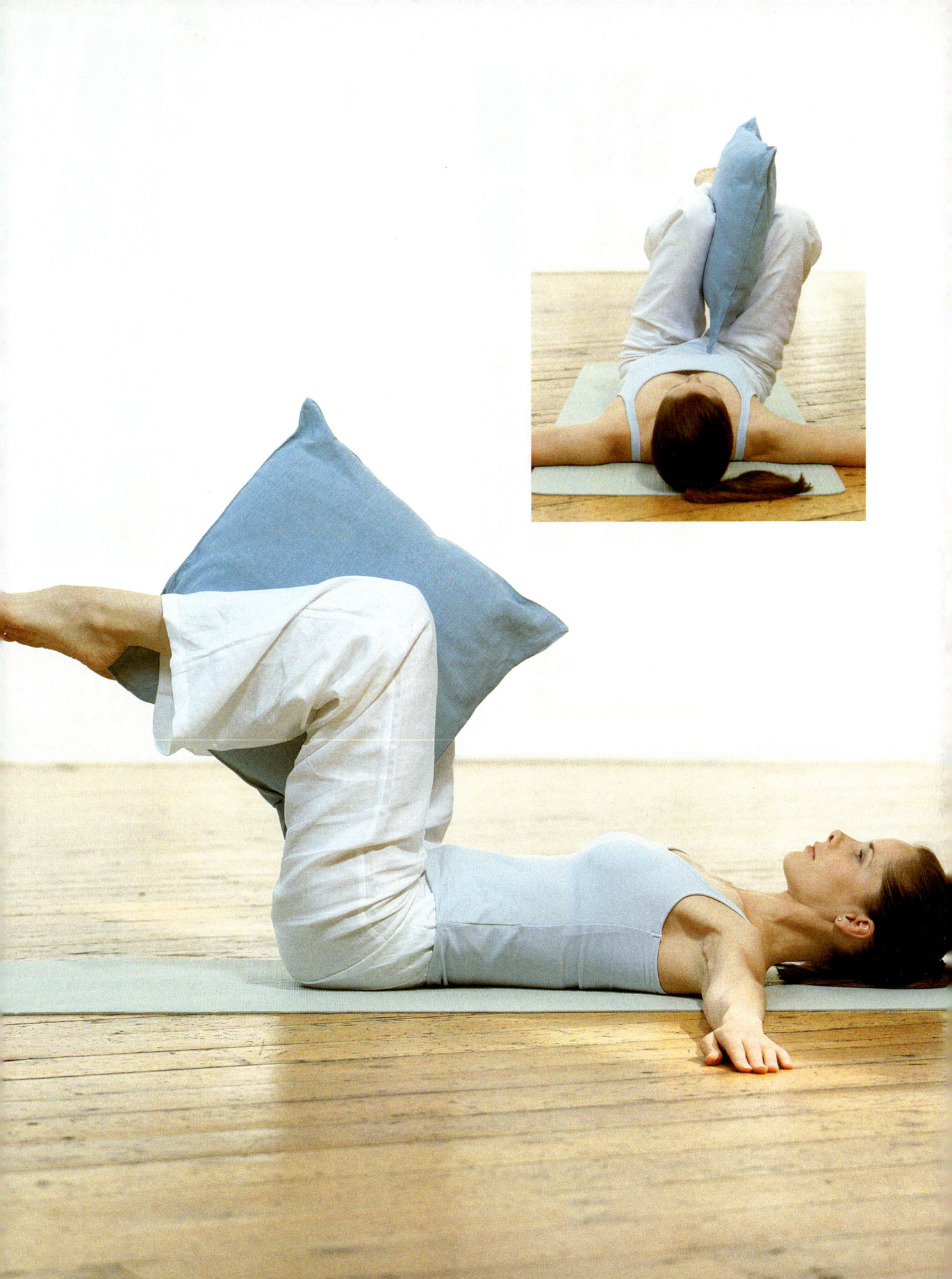

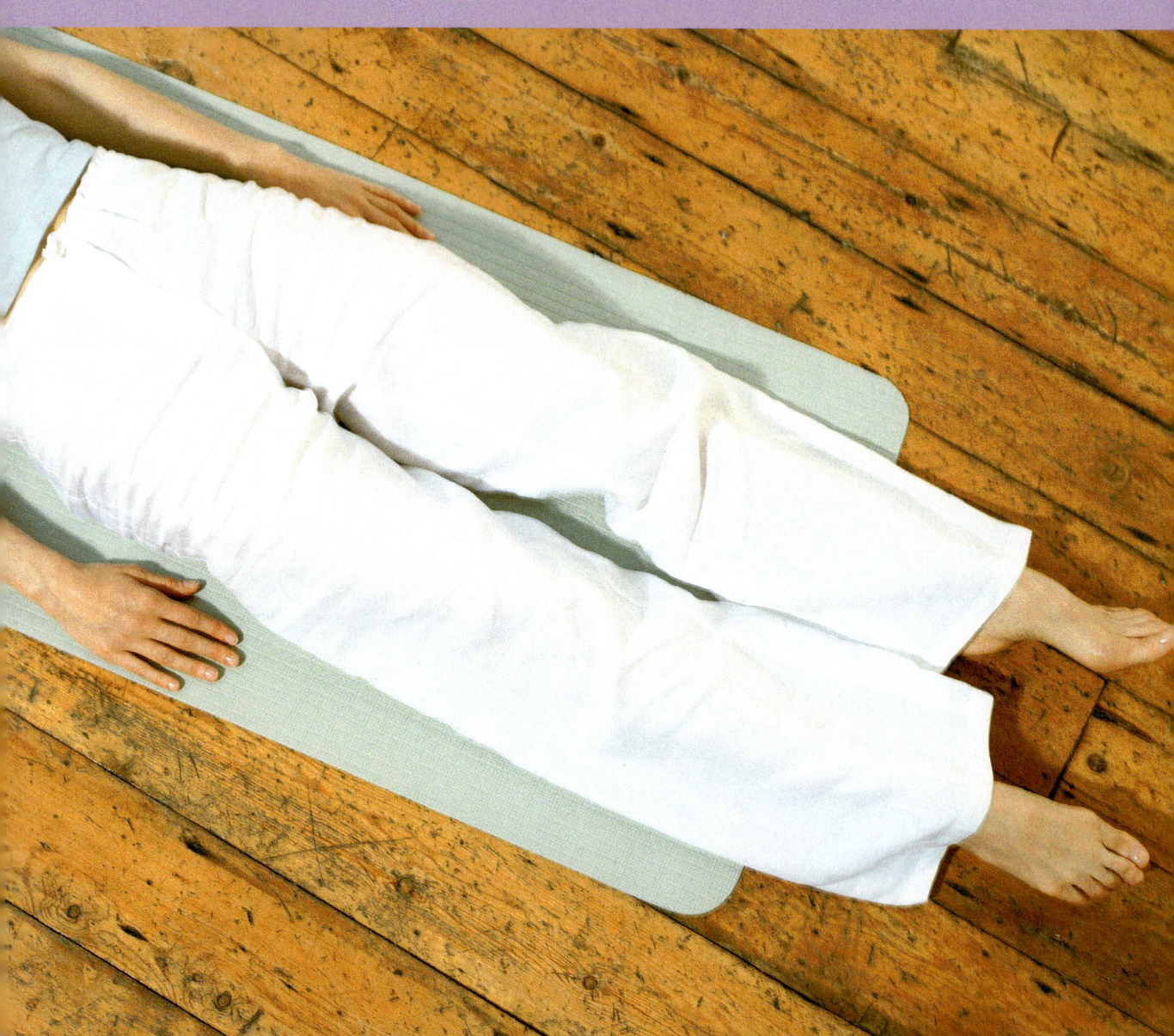

Hip Hitching

1 Legen Sie sich auf den Rücken.
Die Beine sind gestreckt und
hüftbreit auseinander. Die Arme
liegen neben dem Körper, der
Nabel ist in Richtung Wirbelsäule
gezogen.

2 Während die Beine am Boden
bleiben, heben Sie eine Hüfte
und machen dabei das gegenüberliegende Bein mit gestreck-
tem Fuß bewusst lang. (Stellen
Sie sich vor, es würde vom
Hüftgelenk weggezogen.)

3 Ausatmen und in die Ausgangsposition zurückkehren. Die
Übung auf der anderen Seite
wiederholen.

Die Übung im Wechsel mit beiden
Beinen fünfmal absolvieren.

Das *Hüftheben* dehnt Hüften
und Wirbelsäule.

TIPP

DER BRUSTKORB
BLEIBT UNTEN, DER
OBERKÖRPER IST
ENTSPANNT.

Spine Stretch

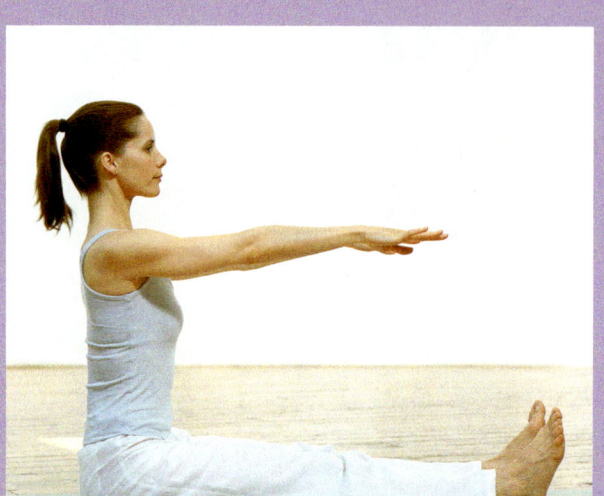

1 Setzen Sie sich aufrecht hin und strecken Sie die Beine vor sich aus. Die Füße sind etwas mehr als hüftbreit auseinander und angezogen.

2 Die Arme in Schulterhöhe nach vorn strecken. Einatmen, das Kinn leicht senken, den Rücken rund machen und den Nabel in Richtung Wirbelsäule ziehen. Der Rücken sollte ein großes »C« beschreiben.

3 Ausatmen und die Arme in Richtung Füße strecken (die Hüften bleiben an Ort und Stelle). Anfangs kommen Sie vielleicht noch nicht sehr weit, aber schon bald werden Sie Fortschritte machen.

4 Einatmen, die Bewegung umkehren und langsam in die Ausgangsposition zurückkehren.

Die Übung fünfmal wiederholen.

TIPP

STELLEN SIE SICH VOR, SIE WÜRDEN SICH ÜBER EINEN GROSSEN BALL BEUGEN, DER AUF IHREN OBERSCHEN-KELN RUHT. BEIM AUF-ROLLEN LEHNEN SIE SICH GEGEN EINE IMA-GINÄRE WAND.

Die *Wirbelsäulendehnung* dehnt auch die Schenkelbeuger. Eines Tages werden Ihre Hände über Ihre Zehen hinausragen.

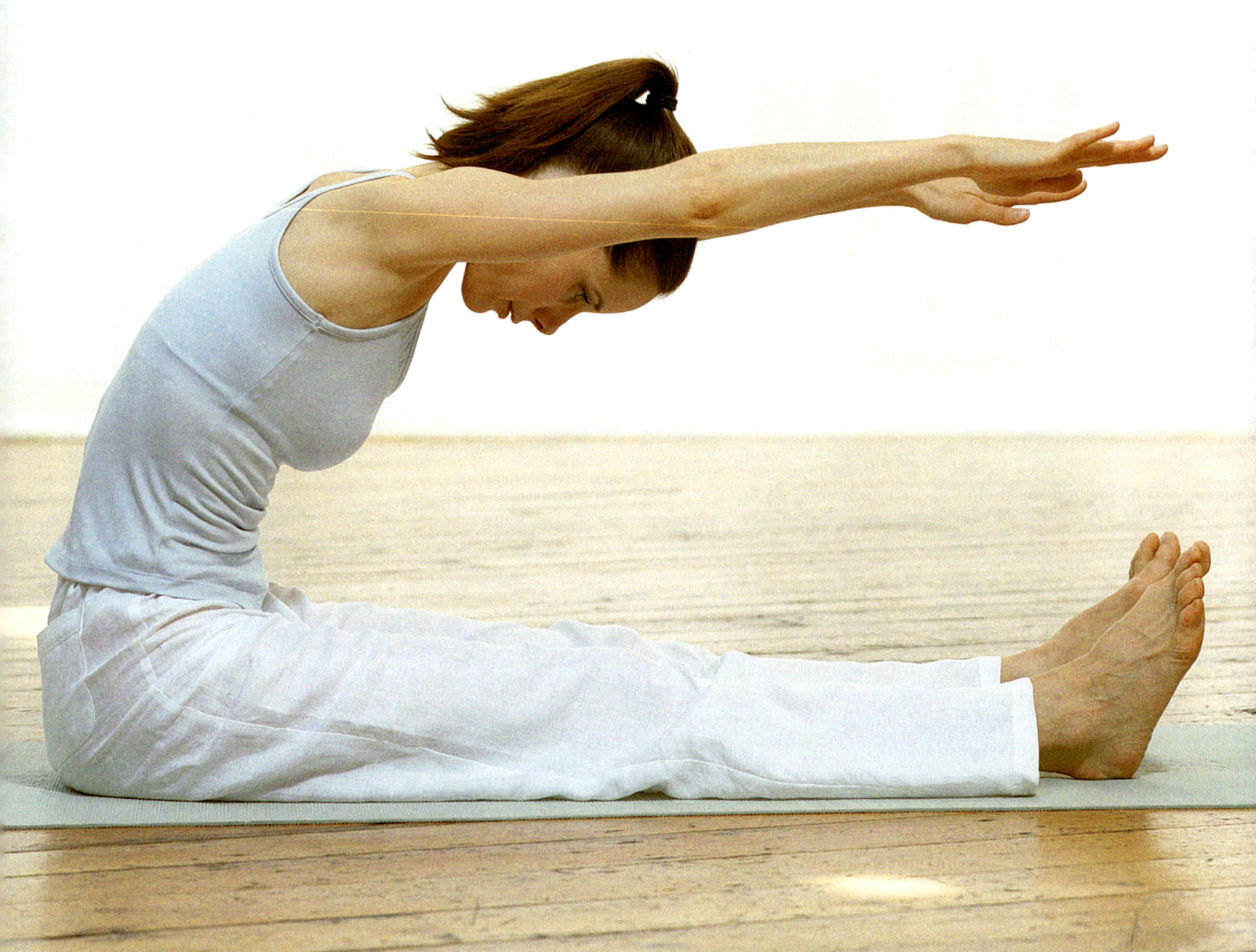

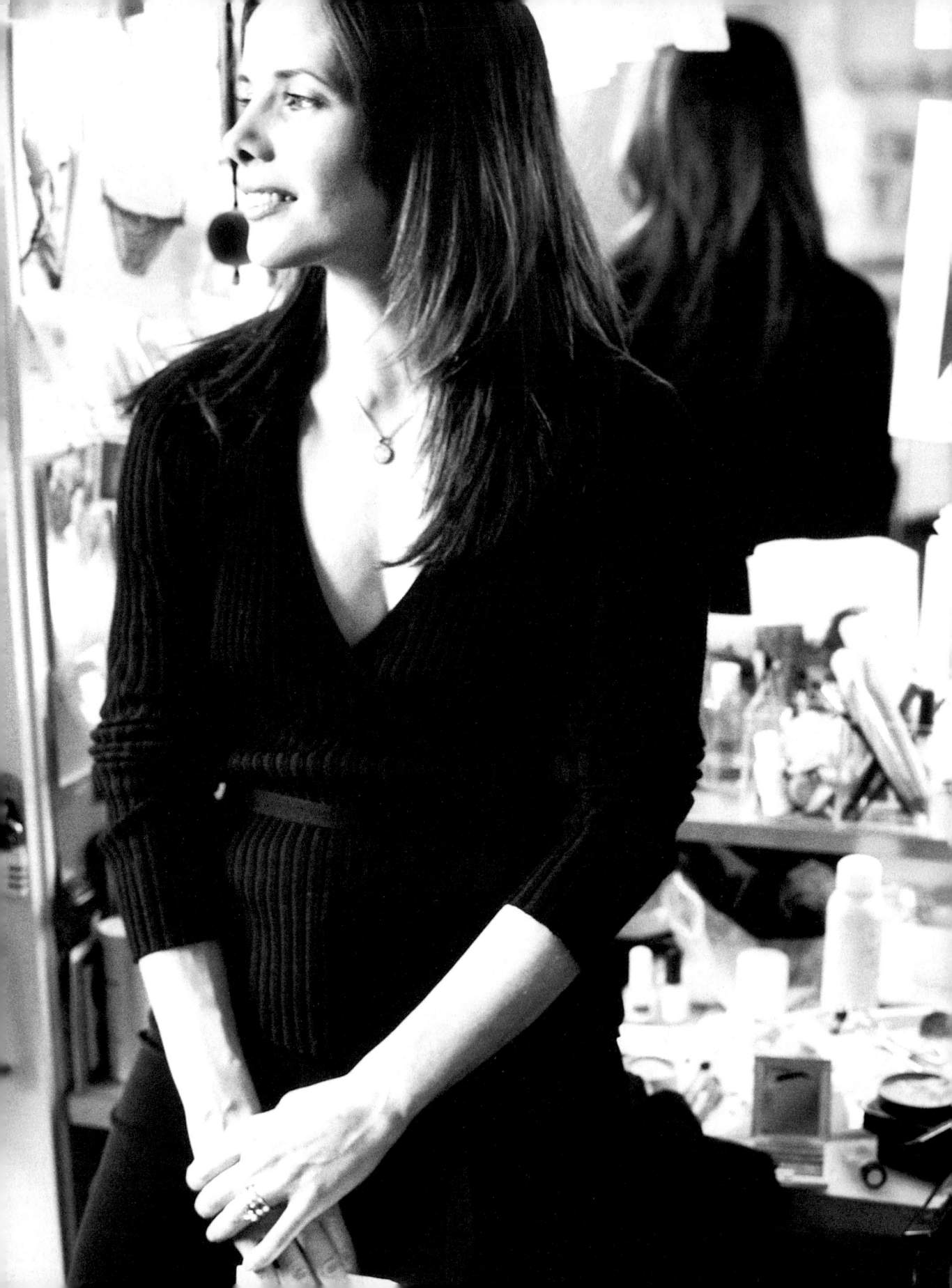

ÜBUNGS-PROGRAMM

Jeder, der Pilates macht, wünscht sich einen flachen Bauch – und der lässt sich mit diesem Training hervorragend realisieren. Alle Übungen in diesem Abschnitt verfolgen genau dieses Ziel. Wer ein Fitnessstudio besucht, wird sich in erster Linie mit Sit-ups abmühen, da diese angeblich zu einem flachen Bauch führen. Doch das ist leider ein weit verbreiteter Irrtum: Von Sit-ups bekommt man nur viel unschöne Muskelmasse, die den Bauch noch größer wirken lässt.

Beim Pilates passiert dagegen genau das Gegenteil: Hier werden die tiefer gelegenen, queren Bauchmuskeln trainiert, die den Körper wie ein Korsett umgeben. Wer sie kräftigt, verbessert nicht nur seine Haltung, sondern bekommt auch eine schlankere, flachere und längere Körpermitte.

Wenn Sie die Bauchmuskeln anspannen, dürfen Sie diese nicht gebündelt nach außen stülpen. Ziehen Sie den Nabel stattdessen in Richtung Wirbelsäule, damit Ihr Bauch völlig flach und leicht gelängt wirkt. Sobald sich Ihre Bauchmuskeln nach außen wölben oder Sie Schmerzen in Rücken oder Bauch bekommen, machen Sie etwas falsch. Konzentrieren Sie sich darauf, die Bauchmuskeln ein- und nach oben zu ziehen.

Wenn Sie den Dreh erst einmal raus haben, können Sie Ihre Bauchmuskeln überall trainieren – auch während Sie auf den Bus warten oder an der Kasse anstehen. Ziehen Sie einfach den Nabel in Richtung Wirbelsäule, lassen Sie Brustkorb und Schultern hängen und atmen Sie normal weiter. Niemand wird etwas davon bemerken, sodass Sie die Übung nach Herzenslust wiederholen können.

Bauchmuskelübungen

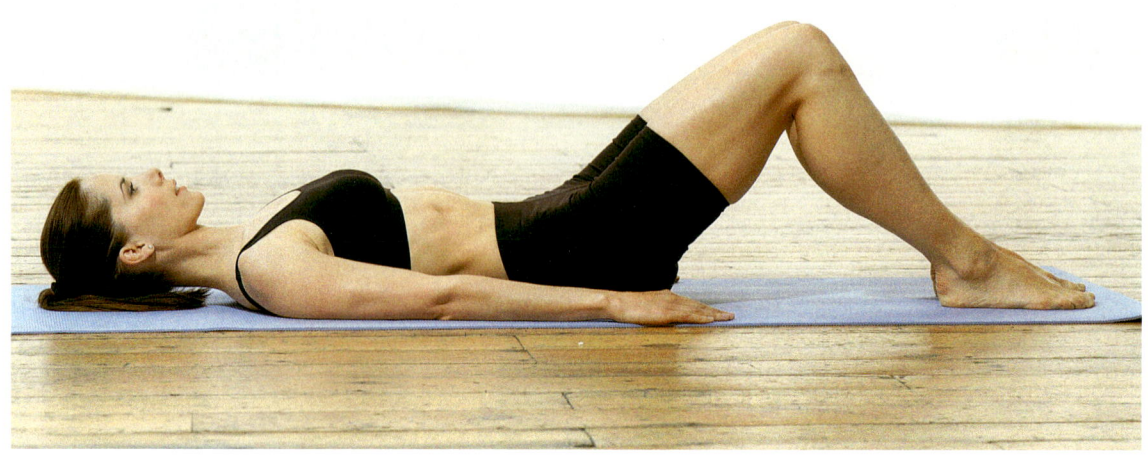

Bent-Knee-Fall-Outs

Das *Knie-zur-Seite-fallen-lassen* gehört zu meinen Lieblings-übungen. Es ist ein einfaches, aber unheimlich effektives Bauchmuskeltraining.

1 Legen Sie sich auf den Rücken, die Füße sind aufgestellt, Ober- und Unterschenkel bilden einen rechten Winkel. Die Füße sind parallel und hüftbreit auseinander. Ziehen Sie den Nabel in Richtung Wirbelsäule. Die Arme liegen neben dem Körper.

2 Einatmen und beim Ausatmen eines der Knie kontrolliert zur Seite fallen lassen. Darauf achten, dass das andere Knie nicht nach innen kippt und Hüften und Becken an Ort und Stelle bleiben. Die Dehnung im Unterbauch spüren – auf der gegenüberliegenden Seite vom sich bewegenden Knie.

3 Einatmen und gleichzeitig mit Hilfe der Bauchmuskeln in die Ausgangs-position zurückkehren. Die Übung zur anderen Seite wiederholen.

Die Übung im Wechsel mit beiden Beinen fünfmal wiederholen.

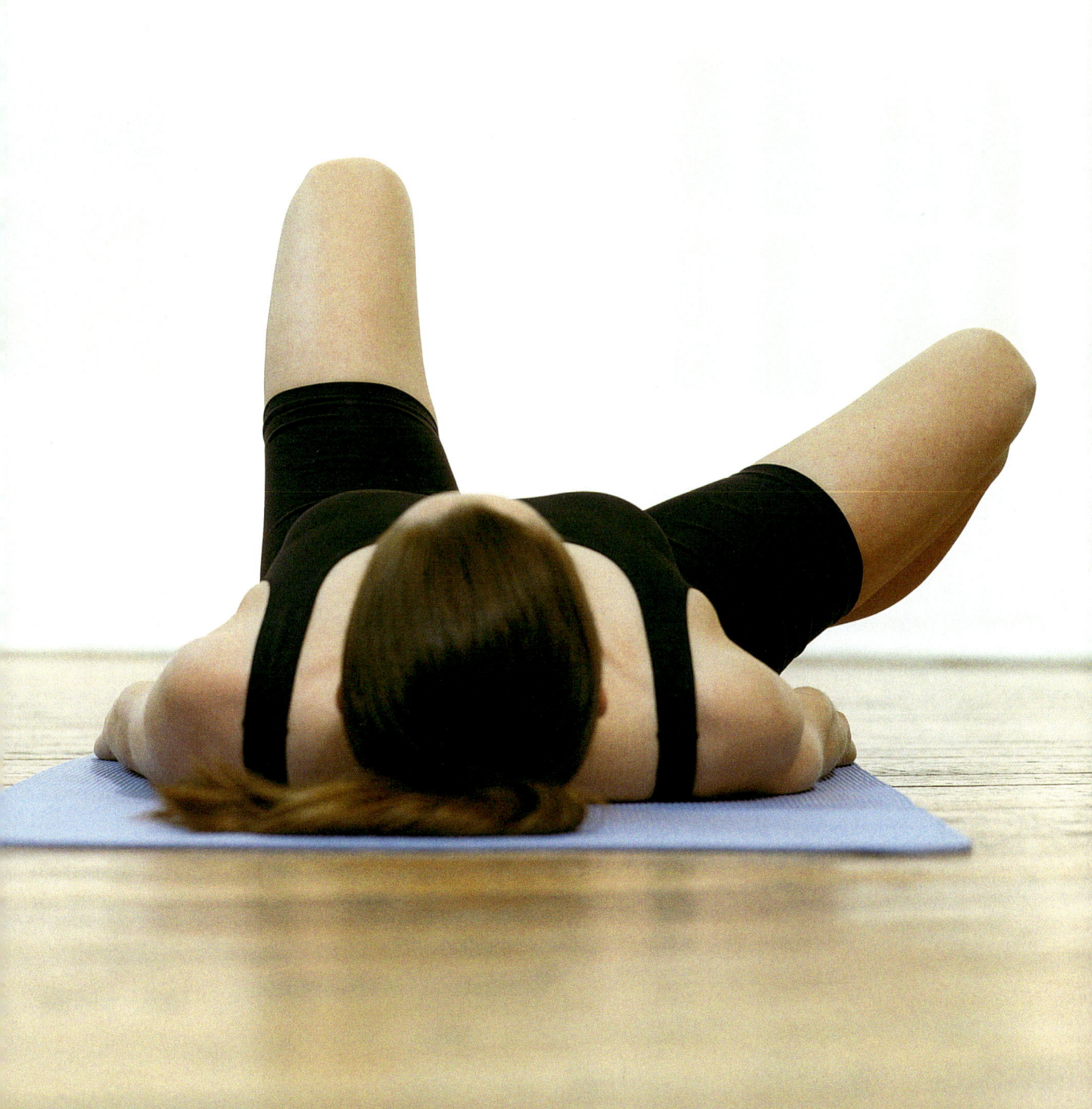

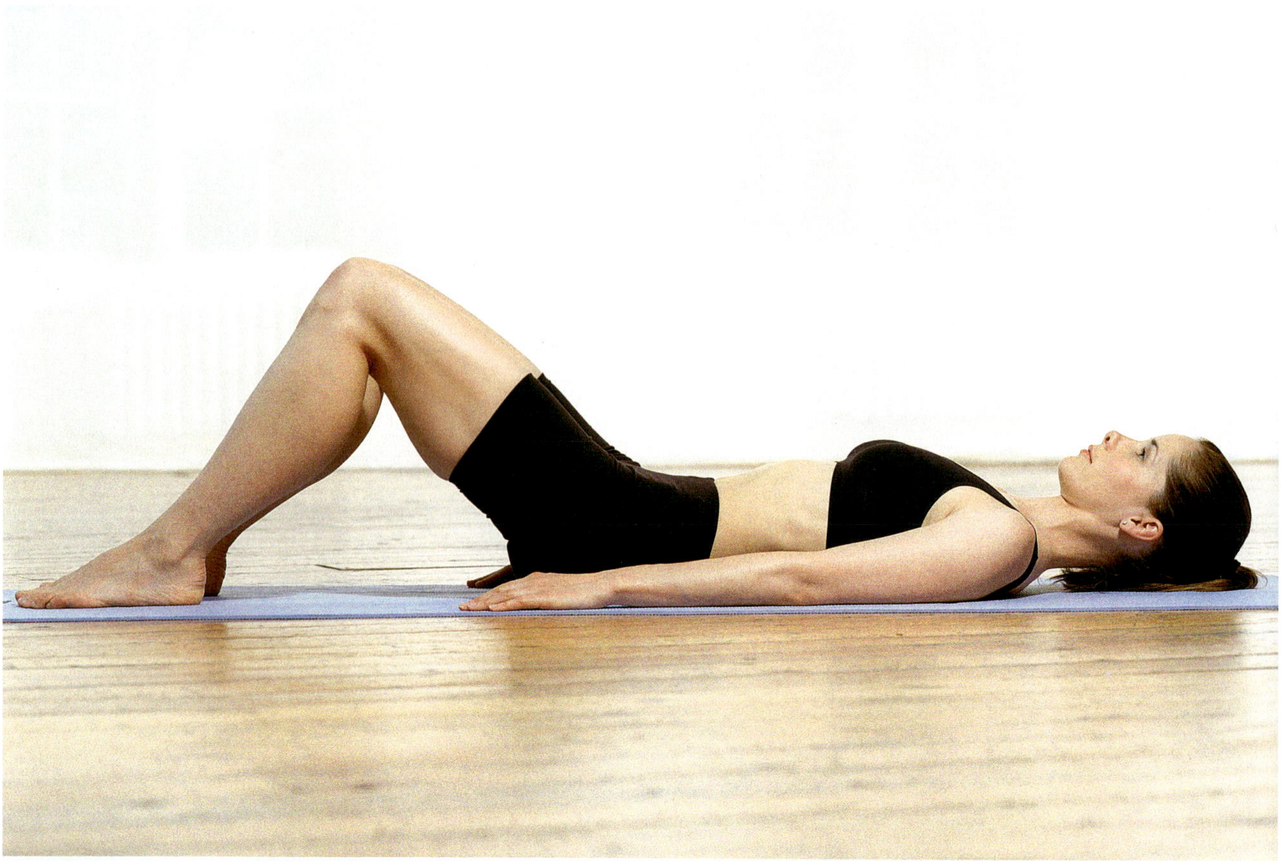

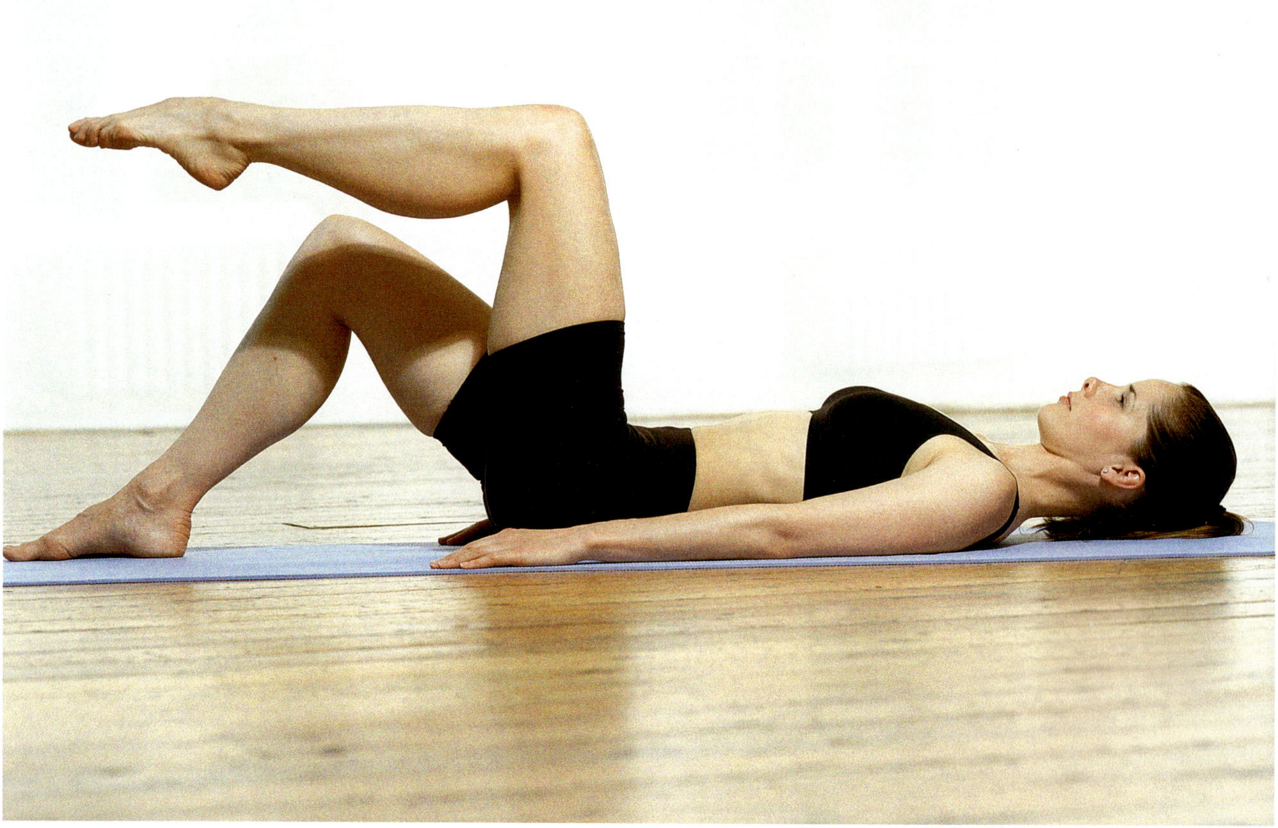

Single Leg Raise

1   Legen Sie sich auf den Rücken, die Füße sind aufgestellt, Ober- und Unterschenkel bilden einen rechten Winkel. Die Füße sind parallel und hüftbreit auseinander. Der Nabel ist in Richtung Wirbelsäule gezogen, die Arme liegen neben dem Körper.

2   Langsam einatmen und die Bauchmuskeln gleichzeitig einziehen. Ein Bein heben, bis sich das Knie genau über der Hüfte befindet, Ober- und Unterschenkel bilden einen rechten Winkel. Die Position halten und bis zwei zählen. Ausatmen, wieder bis zwei zählen und dabei mit dem Bein in die Ausgangsposition zurückkehren.

Die Übung im Wechsel mit jedem Bein zehnmal wiederholen.

Für mich ist das *Beinheben* eine typische »Übung wie Zähneputzen«: Man kann sie jeden Tag ausführen, außerdem ist sie eine der besten Bauchmuskelübungen, die ich kenne.

Double Leg Raise

1   Legen Sie sich auf den Rücken,
    die Füße sind aufgestellt, Ober-
    und Unterschenkel bilden einen
    rechten Winkel. Die Füße sind
    parallel und hüftbreit auseinander.
    Der Nabel ist in Richtung Wirbel-
    säule gezogen, die Arme liegen
    neben dem Körper.

2   Die Bauchmuskeln langsam ein-
    ziehen und dabei normal weiter-
    atmen. Erst ein Bein heben, bis
    sich das Knie genau über der
    Hüfte befindet, Ober- und Unter-
    schenkel bilden einen rechten
    Winkel. Dann das andere Bein
    nachziehen, bis zwei zählen und
    dabei die Position halten. Aus-
    atmen, bis zwei zählen und dabei
    mit dem ersten Bein in die Aus-
    gangsposition zurückkehren.
    Mit dem zweiten Bein ebenso
    verfahren. Beide Beine mit Hilfe
    der Bauchmuskeln in einer
    kontrollierten Bewegung auf
    den Boden zurückbringen. Nicht
    die Hände zu Hilfe nehmen!

    Die Übung zehnmal wiederholen.

Beim *Beineheben* immer
darauf achten, dass sich die
Wirbelsäule in einer neutralen
Position befindet und die
Kernmuskeln arbeiten.

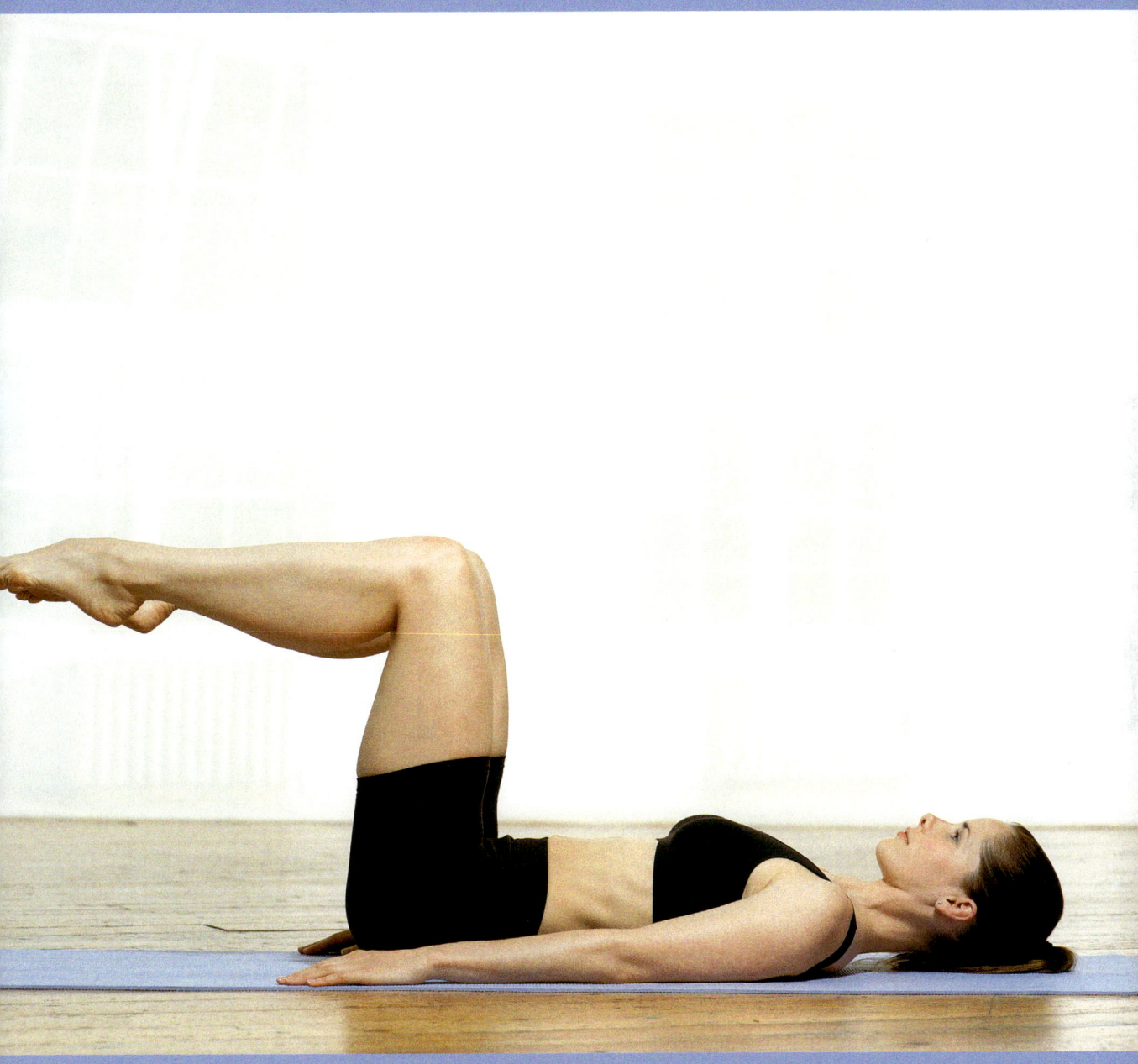

Bugs (I)

1 Legen Sie sich auf den Rücken, die Füße sind aufgestellt, Ober- und Unterschenkel bilden einen rechten Winkel. Die Füße sind parallel und hüftbreit auseinander. Der Nabel ist in Richtung Wirbelsäule gezogen, die Arme liegen neben dem Körper.

2 Einatmen und ein Bein zu Boden gleiten lassen, während Sie den gegenüberliegenden Arm heben und über dem Kopf ausstrecken. Darauf achten, dass die Schultern unten bleiben.

3 Die Position halten und bis zwei zählen, ausatmen und in die Ausgangsposition zurückkehren. Die Übung auf der anderen Seite wiederholen.

Die Übung im Wechsel fünfmal auf jeder Seite wiederholen.

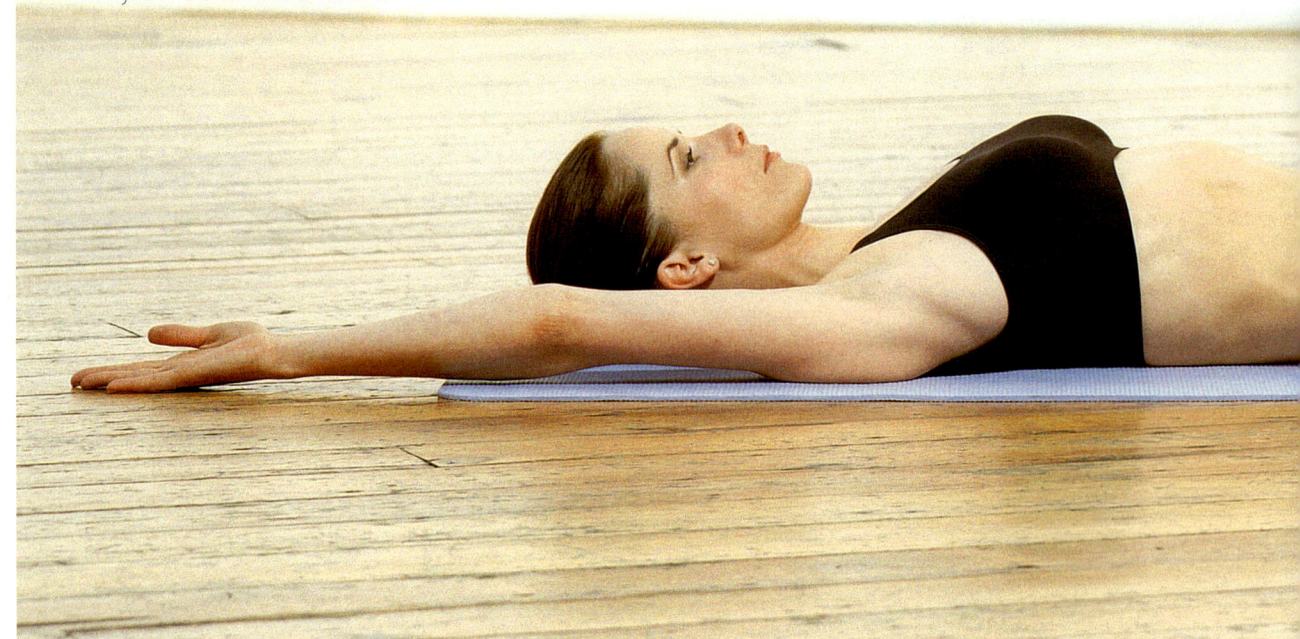

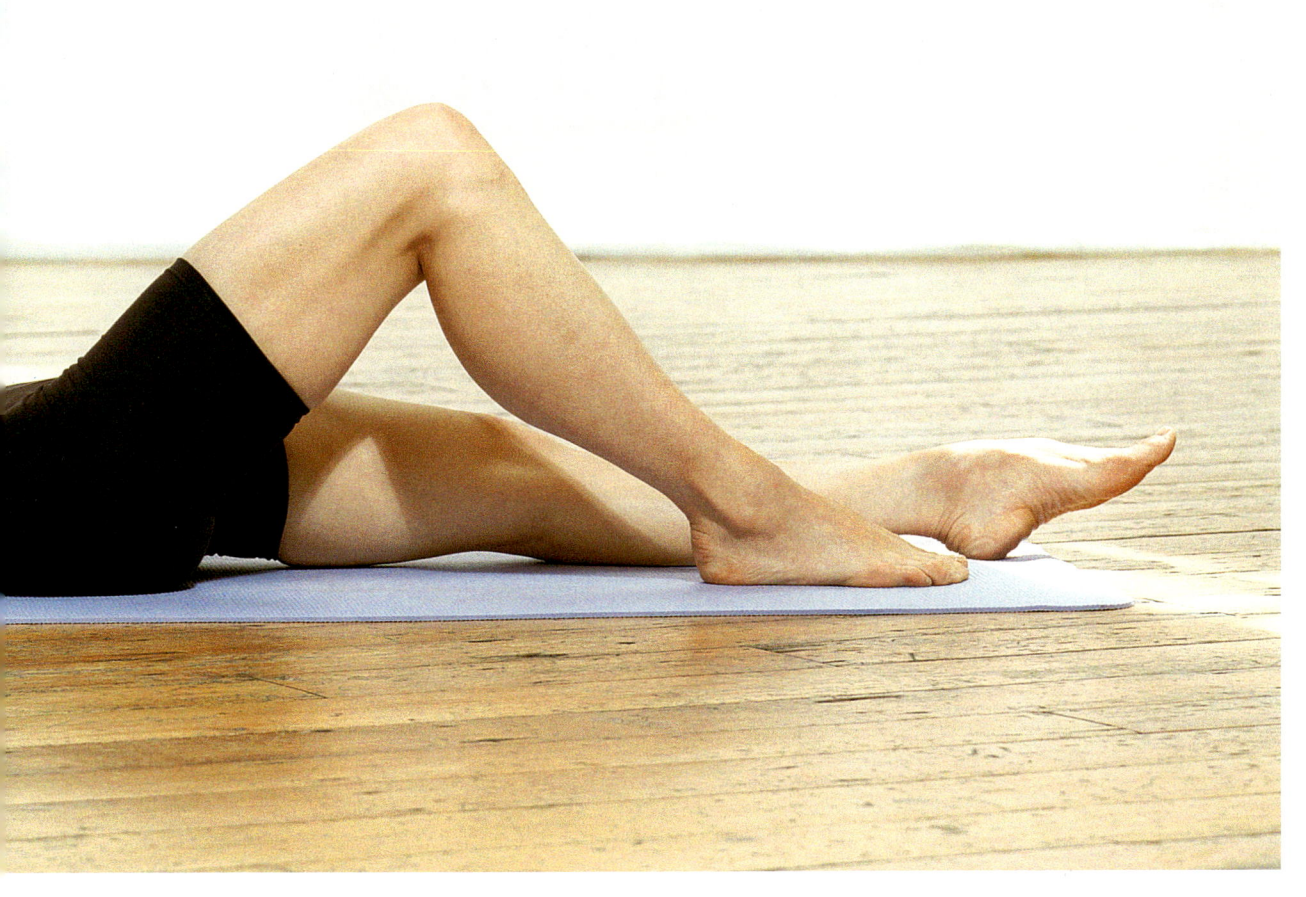

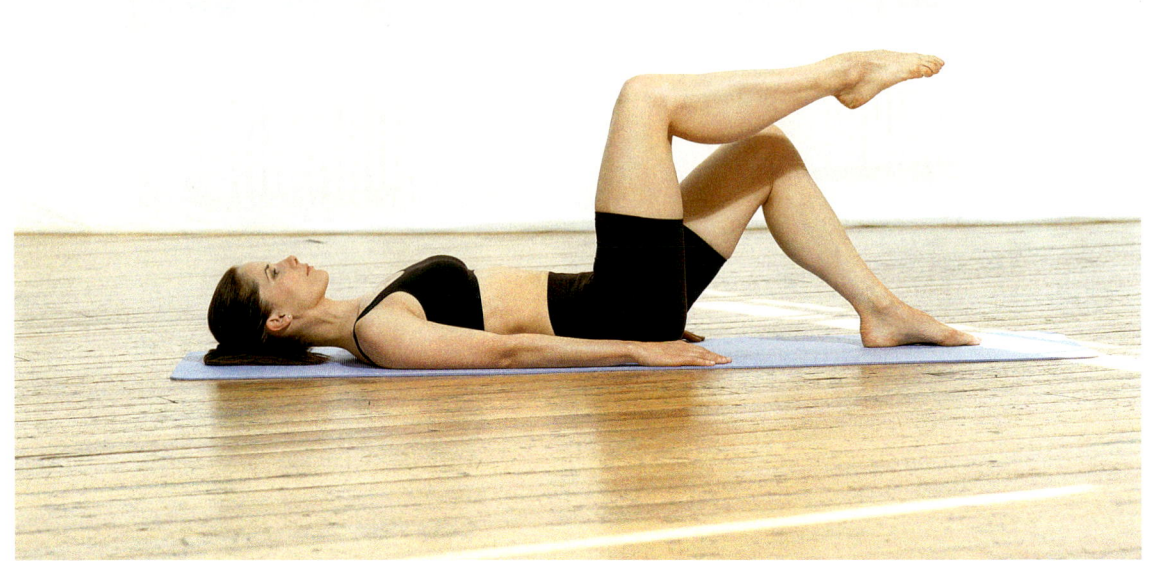

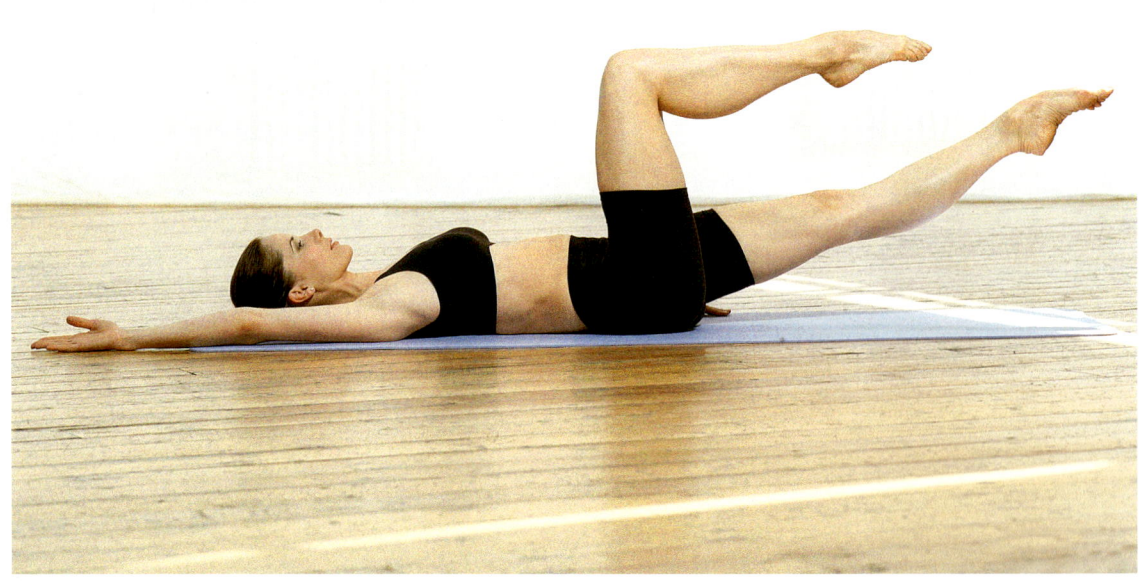

Bugs (II)

1 Legen Sie sich auf den Rücken, ein Fuß ist aufgestellt, der andere ist so weit angehoben, dass sich das Knie genau über der Hüfte befindet. Ober- und Unterschenkel bilden einen rechten Winkel. Die Arme liegen neben dem Körper.

2 Einatmen und das aufgestellte Bein zu Boden gleiten lassen, sodass es gestreckt ist. Dann etwas anheben. Gleichzeitig den gegenüberliegenden Arm heben und hinter dem Kopf ausstrecken. Darauf achten, dass die Schultern unten bleiben.

3 Die Position halten und bis zwei zählen, ausatmen und in die Ausgangsposition zurückkehren. Die Übung auf der anderen Seite wiederholen.

Die Übung im Wechsel fünfmal auf jeder Seite wiederholen.

Diese beiden *Käfer*-Übungen sind ideal, um den ganzen Körper zu dehnen.

Kräftige Muskeln im Ober-
bauch sind unabdingbare
Voraussetzung für eine
dauerhaft gute Haltung.

Curl-ups
(leicht abgewandelt)

1 Legen Sie sich auf den Rücken,
die Füße sind aufgestellt, Ober-
und Unterschenkel bilden einen
rechten Winkel. Die Füße sind
parallel und hüftbreit auseinander.
Verschränken Sie die Hände hinter
dem Kopf.

2 Atmen Sie ein, ziehen Sie die
Bauchmuskeln ein und kommen
Sie mit Kopf und Schultern vom
Boden hoch. Die Ellbogen zeigen
zur Seite. Der Blick ist auf die Knie
gerichtet, damit der Nacken lang
bleibt und Sie Ihre Kernmuskeln
fordern. Den Kopf auf keinen Fall
mit den Händen nach oben ziehen
oder die Bewegung aus den Hüft-
beugern heraus ausführen.

3 Ausatmen und langsam in die
Ausgangsposition zurückkehren.

Die Übung fünfmal wiederholen.

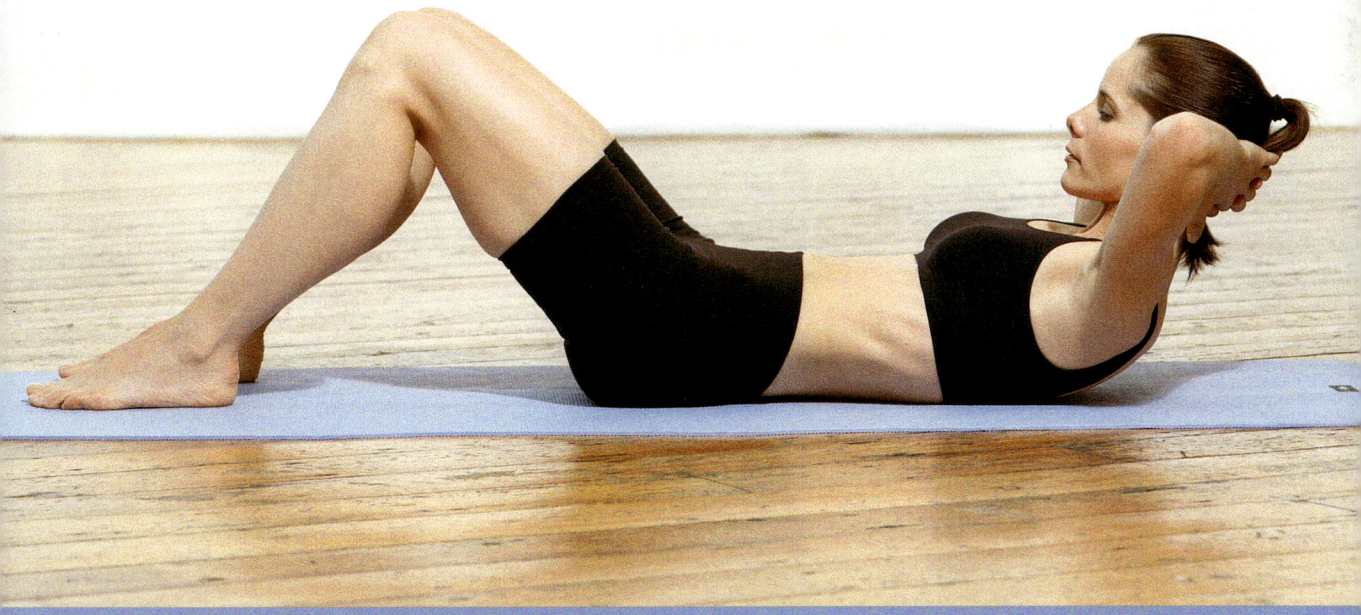

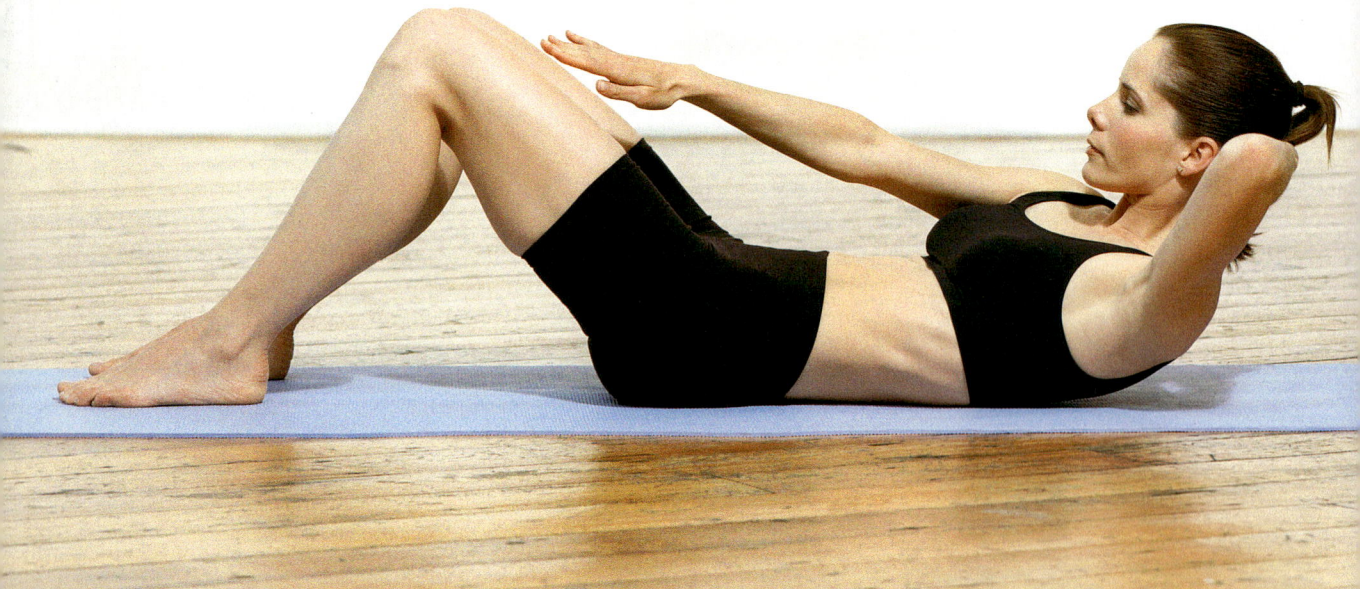

Schräge Bauchmuskeln (leicht abgewandelt)

1   Legen Sie sich auf den Rücken, die Füße sind aufgestellt, Ober- und Unterschenkel bilden einen rechten Winkel. Die Füße sind parallel und hüftbreit auseinander. Eine Hand hinter den Kopf nehmen, die andere liegt neben dem Körper. Einatmen.

2   Beim Ausatmen die Bauchmuskeln einziehen und mit Kopf und Schultern vom Boden hochkommen (der Blick ist auf die Knie gerichtet). Den Oberkörper leicht drehen und den freien Arm zum gegenüberliegenden Knie strecken.

3   Ausatmen und langsam in die Ausgangsposition zurückkehren. Die Übung mit dem anderen Arm wiederholen.

Die Übung im Wechsel mit beiden Armen fünfmal wiederholen.

Die schrägen Bauchmuskeln verlaufen um die Taille herum. Diese Übung trainiert Taille und Bauch zugleich.

Hundreds

Die *Hundert* sind ein fester Bestandteil jedes Pilates-Programms. Mit dieser Übung lassen sich in kürzester Zeit unglaubliche Fortschritte erzielen!

1   Legen Sie sich mit geschlossenen Beinen auf den Rücken. Heben Sie die Beine so an, dass sich die Knie direkt über den Hüften befinden. Ober- und Unterschenkel bilden einen rechten Winkel. Die Arme liegen neben dem Körper.

2   Mit Kopf und oberem Rücken hochkommen. Der Blick ist auf den Bauchnabel gerichtet, die Bauchmuskeln sind angespannt.

3   Die Arme nach vorn strecken und etwas anheben, dabei die Finger so weit wie möglich nach vorn schieben. Die gestreckten Arme rhythmisch auf und ab bewegen und dabei ganz normal weiteratmen.

4   Mit der Bewegung fortfahren und mindestens bis zehn, wenn möglich bis hundert zählen.

TIPP

AUF STABILE SCHULTERN ACHTEN. DIE SCHULTER IN DEN BODEN PRESSEN.

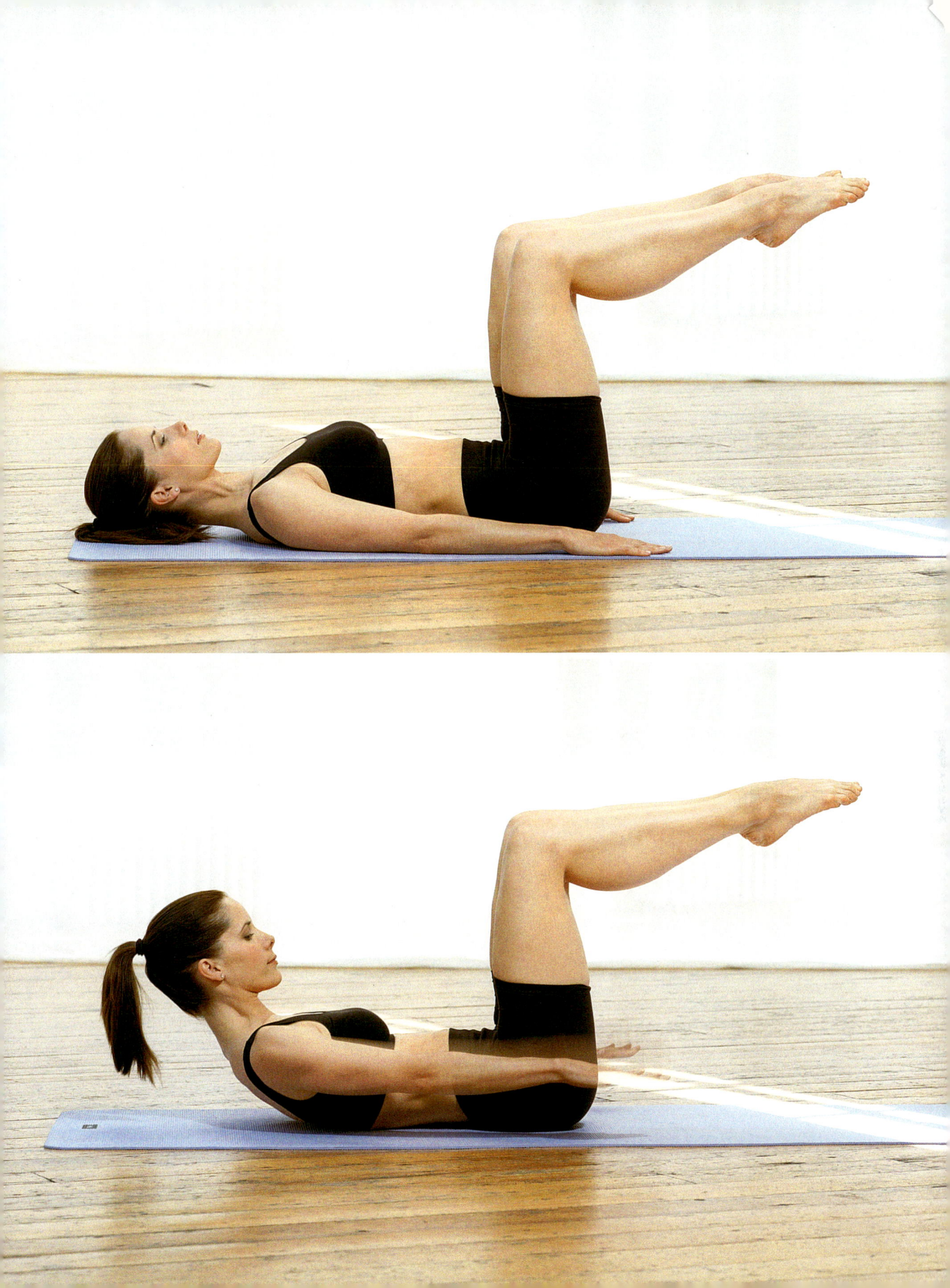

Criss-Cross

1 Legen Sie sich auf den Rücken und heben Sie die Beine, bis sich die Knie direkt über den Hüften befinden. Ober- und Unterschenkel bilden einen rechten Winkel. Die Hände hinter dem Kopf verschränken.

2 Einatmen, die Bauchmuskeln einziehen, mit Kopf und oberem Rücken vom Boden hochkommen. Dabei nicht die Hände zur Hilfe nehmen! Den rechten Ellbogen in Richtung linkes Knie führen. Gleichzeitig das rechte Bein strecken, wobei die gestreckten Zehen die Bewegung anführen. Das linke Bein bleibt gebeugt.

3 Einatmen, die Bauchmuskeln einziehen, mit Kopf und oberem Rücken vom Boden hochkommen. Dabei nicht die Hände zur Hilfe nehmen! Den rechten Ellbogen in Richtung linkes Knie führen. Gleichzeitig das rechte Bein strecken, wobei die gestreckten Zehen die Bewegung anführen. Das linke Bein bleibt gebeugt.

Die Übung im Wechsel fünfmal auf beiden Seiten wiederholen.

TIPP

DIE *ÜBER-KREUZ-ÜBUNG* FÄLLT FAST JEDEM SCHWER, DOCH DURCHHALTEN LOHNT SICH!

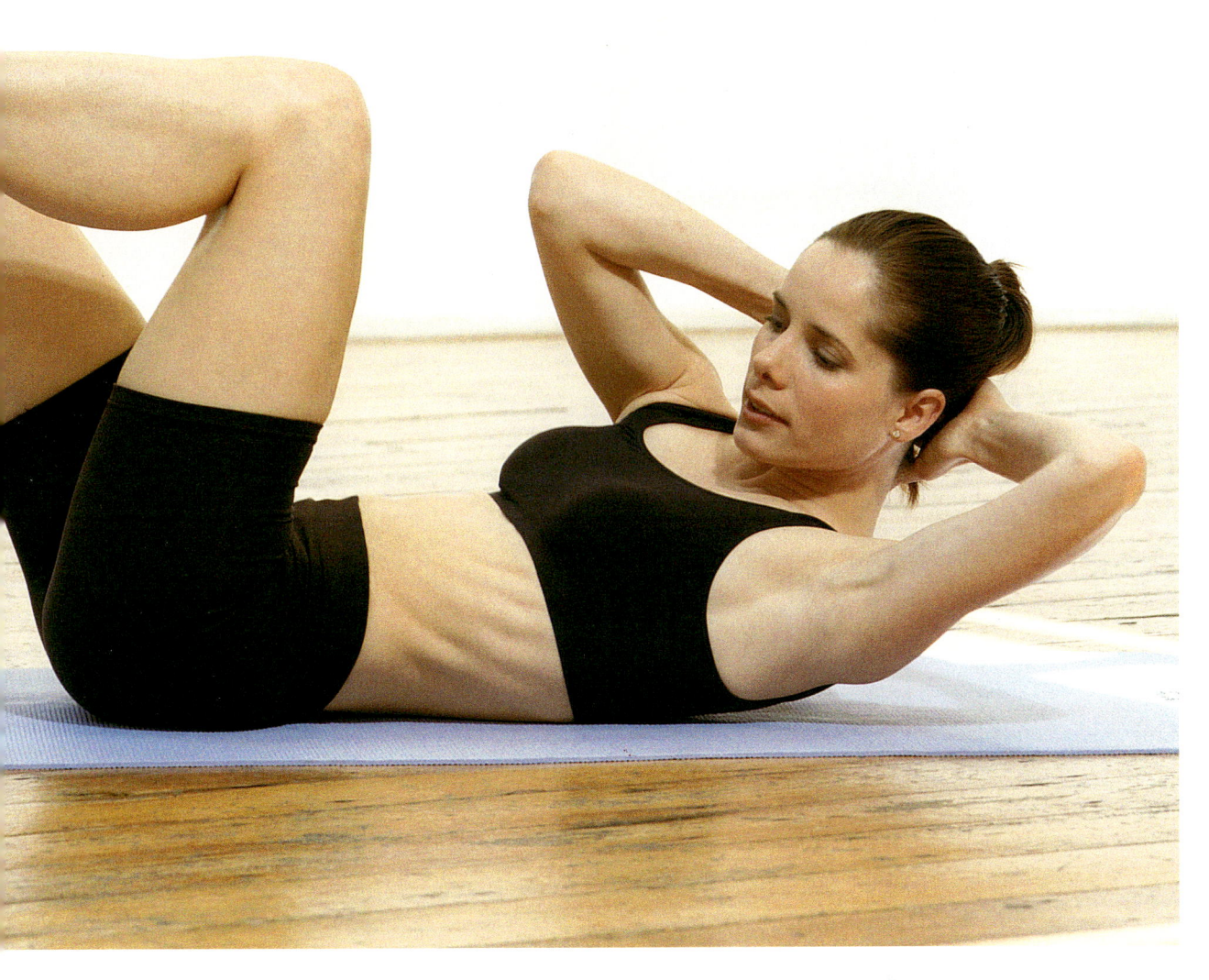

Stretching verbessert Ihre Beweglichkeit. Außerdem schützt es vor Verletzungen und beugt Muskelkater vor. Jede Form von Training verkürzt die Muskeln und lässt sie verhärten. Beim Stretching dagegen versuchen Sie Ihren Bewegungsspielraum zu vergrößern und steifen Gelenken entgegenzuwirken.

Damit Stretching wirklich effektiv ist, müssen Sie ganz langsam in jede Dehnung hineingehen und diese etwa 30 Sekunden lang halten. Dabei ganz ruhig und tief weiteratmen. Stellen Sie sich bildlich vor, wie der Muskel länger und länger wird, um die Dehnung zu vertiefen. Nie mit Gewalt in die Dehnung hineinwippen, denn das kann zu Verletzungen führen. Langsam in die Ausgangsposition zurückkehren und ein paar Minuten entspannen, bevor Sie mit dem eigentlichen Übungsprogramm beginnen.

Beim Stretching kann es schon einmal vorkommen, dass Sie einen leichten Schmerz verspüren, den Sie jedoch wegatmen können. Bei stechendem Schmerz sollten Sie die entsprechende Übung jedoch sofort abbrechen!

Stretchübungen

Po-Stretch

1 Legen Sie sich auf den Rücken,
   die Knie sind gebeugt, der rechte
   Knöchel liegt vor dem linken
   Knie.

2 Heben Sie den Kopf und umfassen Sie Ihren linken Oberschenkel. Einatmen, das Knie
   zum Oberkörper ziehen und
   gleichzeitig den Kopf wieder
   auf den Boden legen.

3 Ausatmen und das Knie langsam
   an die Brust ziehen. Die Dehnung im Po spüren. Die Position
   30 Sekunden lang halten, dann
   entspannen.

Die Übung viermal erst mit
dem einen und dann mit dem
anderen Bein ausführen.

Wundern Sie sich nicht,
wenn eine Seite verspannter
ist als die andere. Das ist
völlig normal.

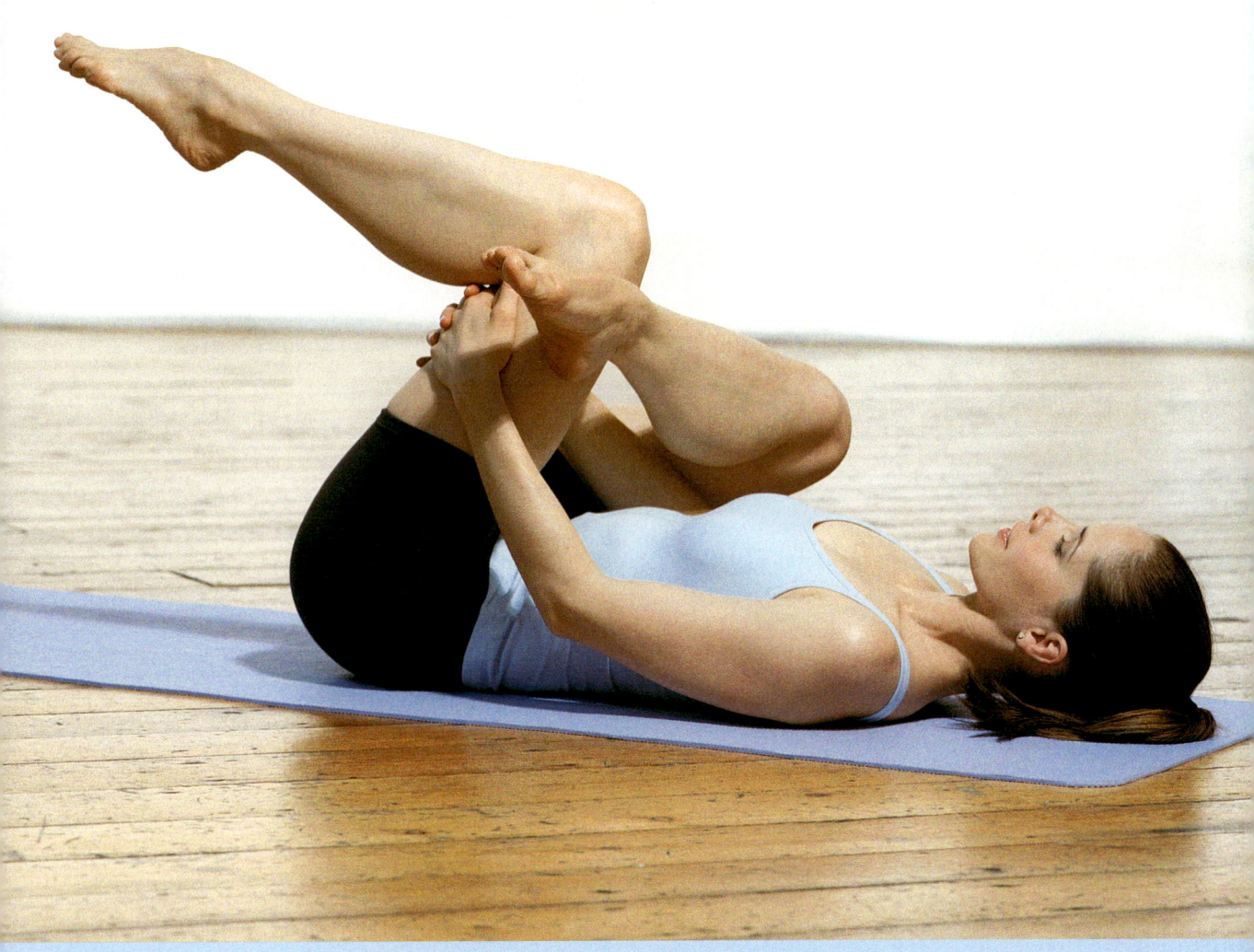

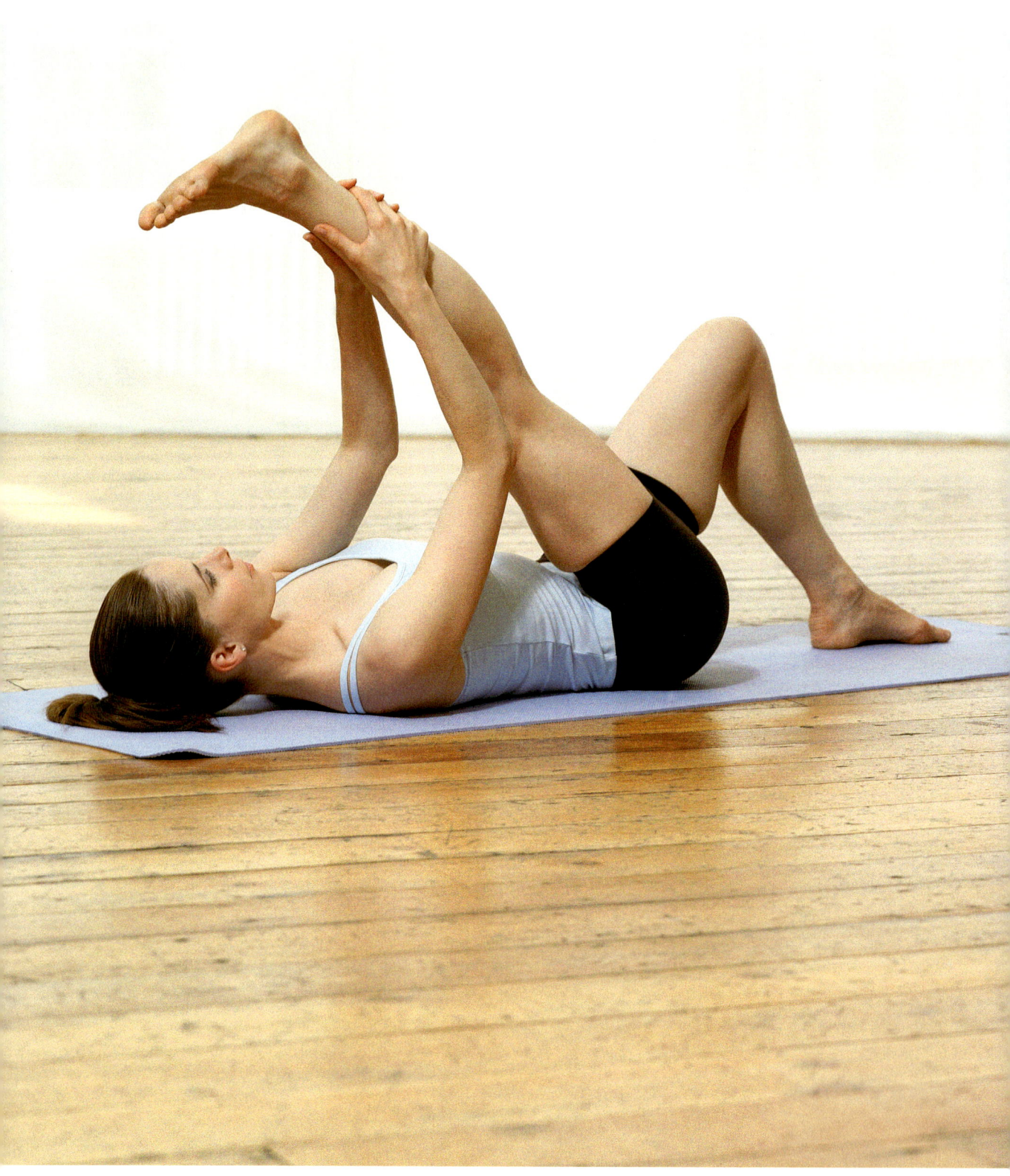

Schenkelbeuger

1   Legen Sie sich auf den Rücken, die
    Füße sind aufgestellt, Ober- und
    Unterschenkel bilden einen rechten
    Winkel. Ein Bein gerade nach oben
    strecken und die Finger hinter der
    Kniekehle verschränken.

2   Einatmen und das Bein sanft zum
    Körper ziehen. Dabei gerade liegen
    bleiben, Po und Hüften berühren
    weiterhin den Boden. Die Dehnung
    vom Po bis ins Knie spüren. Die
    Position 30 Sekunden lang halten.

3   Ausatmen und mit dem Bein in
    die Ausgangsposition zurückkehren.
    Die Übung mit dem anderen Bein
    wiederholen.

    Die Übung fünfmal erst mit dem
    einen und dann mit dem anderen
    Bein wiederholen.

Diese Übung sollten Sie
täglich ausführen, da
verkürzte Schenkelbeuger
häufig zu Rückenschmerzen
führen. Anfangs können Sie
das Bein vermutlich noch
nicht sehr nah an den Körper
ziehen. Doch mit der Zeit
werden die Schenkelbeuger
immer geschmeidiger und Ihr
Bewegungsspielraum wächst.

> **TIPP**
>
> UM DEN BEWEGUNGS-
> SPIELRAUM VOLL AUS-
> ZUSCHÖPFEN, STELLEN
> SIE SICH VOR, WIE DAS
> BEIN IN IHR HÜFT-
> GELENK EINSINKT,
> WÄHREND SIE ES AN
> DEN KÖRPER ZIEHEN.

Frogs

1 Setzen Sie sich aufrecht auf den Boden. Die Fußsohlen berühren sich.

2 Umfassen Sie die Knöchel und ziehen Sie die Fersen an den Körper, bis die Knie wie bei einem Frosch nach außen zeigen.

3 Normal weiteratmen und die Position 30 Sekunden lang halten.

4 Je näher Sie die Fersen an den Körper bringen, desto intensiver wird die Dehnung.

Die *Frosch*-Übung kräftigt und strafft die Oberschenkelinnenseiten.

TIPP

VERSUCHEN SIE ANFANGS NICHT, DIE KNIE ZUM BODEN ZU DRÜCKEN. MIT DER ZEIT ERGIBT SICH DAS GANZ VON SELBST.

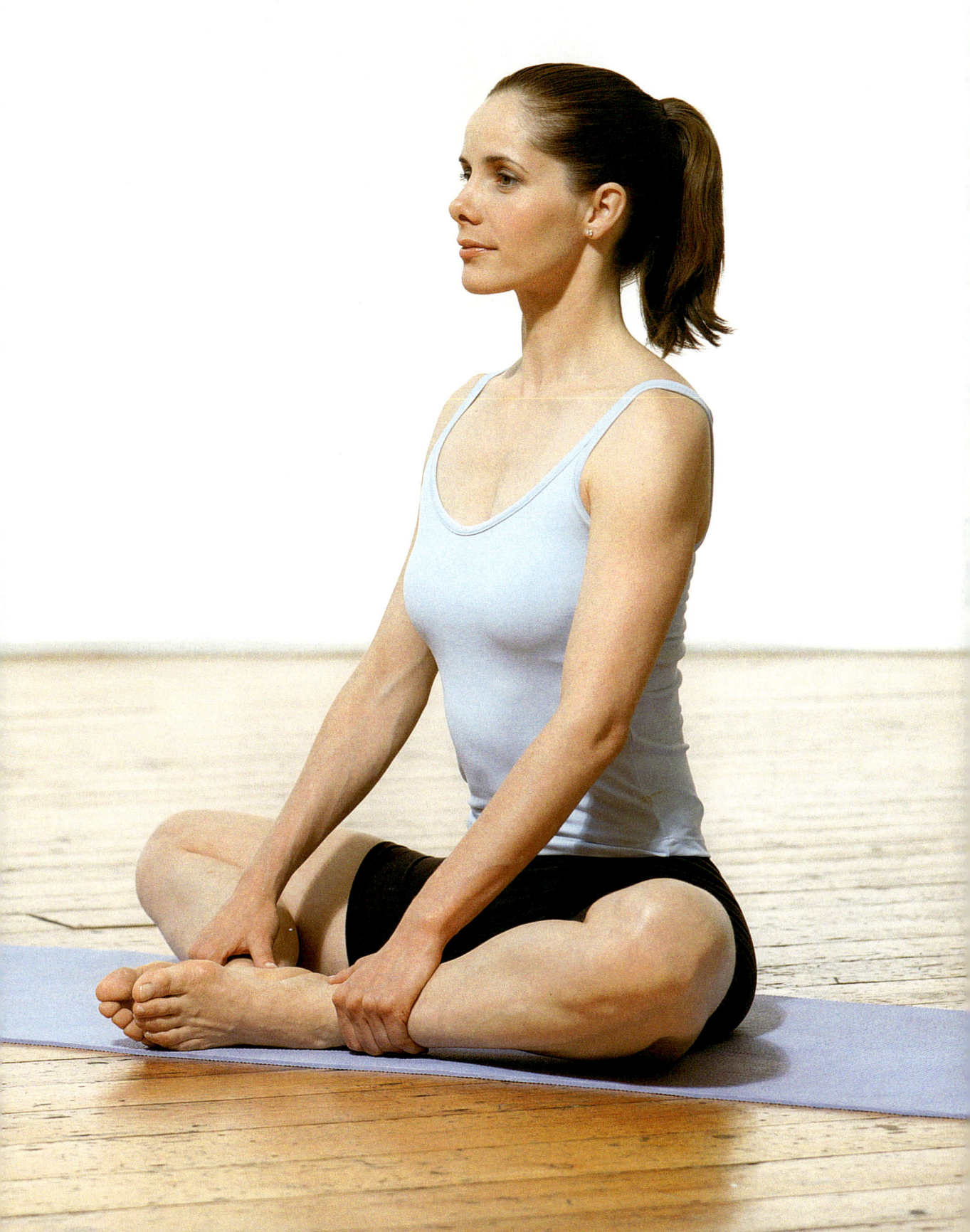

Die Übungen im Sitzen sind ideal für alle, die den ganzen Tag am Schreibtisch arbeiten. Sie sorgen für mehr Beweglichkeit und verbessern die Haltung. Wer einen Bürojob hat und viel sitzen muss, vernachlässigt meist seine Rücken- und Bauchmuskeln. Letztere können dann den Unterbauch nicht mehr stützen, sodass die Wirbelsäule die gesamte Last tragen muss. Alle, die den Tag überwiegend sitzend verbringen, sollten regelmäßig die folgenden Übungen absolvieren, um Rückenschmerzen effektiv vorzubeugen.

Eine geradezu klassische schlechte Haltung ist: Bauch einziehen, Rücken gerade, Brust raus und Kinn vorgestreckt. Kommt Ihnen das bekannt vor? Dann sollten Sie sich vergegenwärtigen, dass die Wirbelsäule von Natur aus nicht kerzengerade ist. Daher wölbt sich bei der idealen Sitzhaltung auch der untere Rücken leicht. Machen Sie sich groß, die Füße sollten hüftbreit auseinander sein. Stellen Sie sich vor, Ihr Scheitel wäre durch eine unsichtbare Schnur mit der Decke verbunden. Achten Sie darauf, dass Kopf und Wirbelsäule eine Linie bilden und nehmen Sie das Kinn ein wenig zurück, sodass ein leichtes Doppelkinn entsteht.

Perfektionieren Sie die Übungen im Sitzen. Dadurch lernen Sie auch im Alltag richtig zu sitzen, zu stehen und sich zu bücken. Dann werden Sie nicht mehr in Ihrem Stuhl zusammensinken oder sich beim Aufstehen abstützen müssen. Außerdem gewöhnen Sie sich so an, die Schulterblätter unten zu lassen, die Beine nicht mehr übereinander zu schlagen und die Taille mit Hilfe der Bauchmuskeln lang zu machen.

Übungen im Sitzen

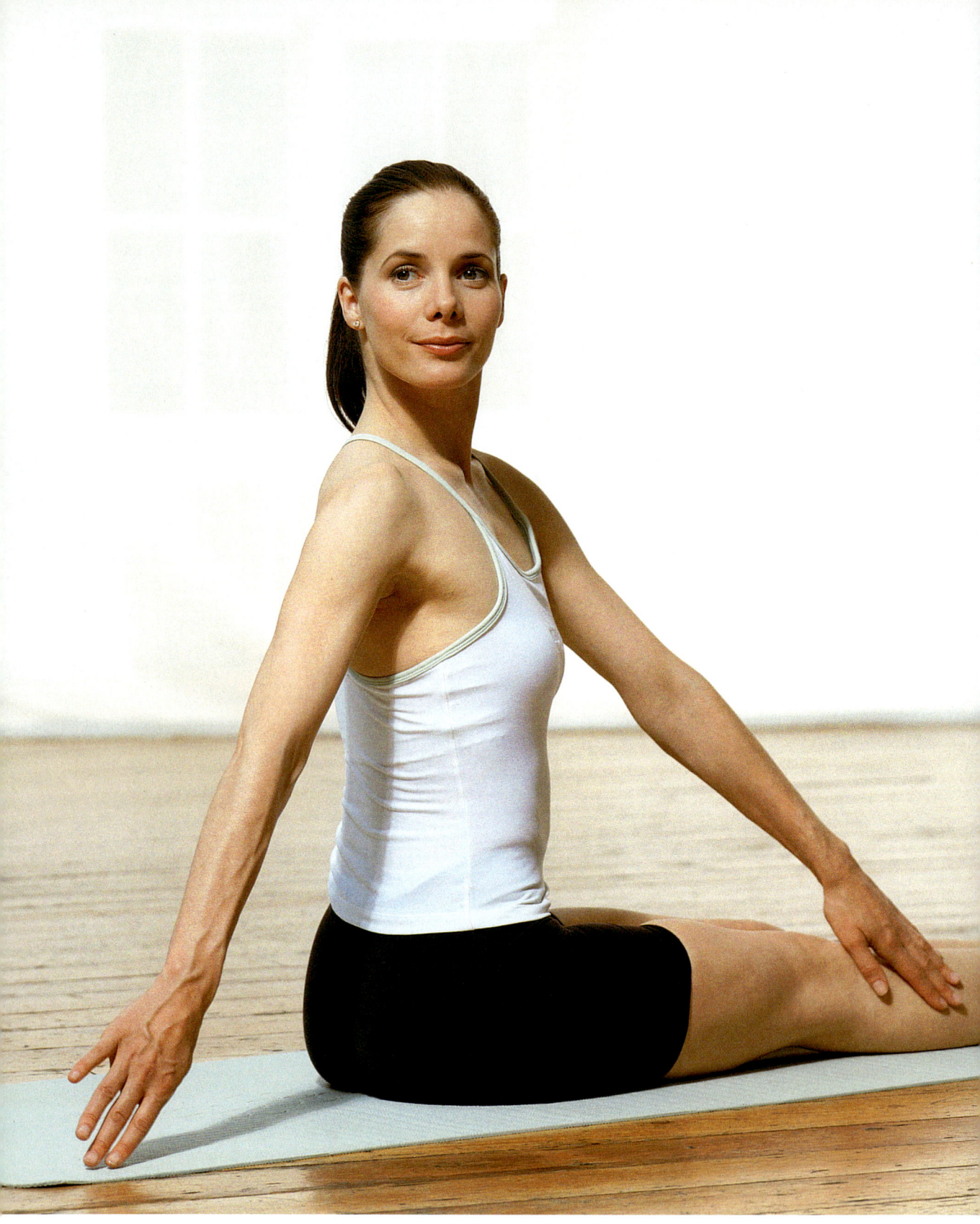

Spine Twist

1   Setzen Sie sich auf den Boden
    und richten Sie den Oberkörper
    mit Hilfe der Bauchmuskeln auf.
    Stellen Sie sich vor, Sie würden
    sich gegen eine Wand lehnen.
    Die Beine sind vor dem Körper
    ausgestreckt und hüftbreit ausein-
    ander. Die Füße sind angezogen.

2   Strecken Sie die Arme nach vorn.
    Atmen Sie ein und drehen Sie den
    Oberkörper aus der Taille heraus
    nach rechts, ohne dass sich die
    Hüften bewegen. Dabei lassen Sie
    die Arme unten mitschwingen.
    Die Position einen Moment lang
    halten.

3   Ausatmen und in die Ausgangs-
    position zurückkehren. Den
    Rumpf anschließend in die
    andere Richtung drehen.

    Die Übung im Wechsel fünfmal
    zu beiden Seiten wiederholen.

Das *Drehen der Wirbelsäule*
trainiert die schrägen Bauchmuskeln und sorgt für eine
schlanke Taille.

TIPP

DEN OBERKÖRPER
NUR SO WEIT DREHEN,
WIE ES SICH ANGE-
NEHM ANFÜHLT.
DABEI NICHT ZURÜCK-
LEHNEN!

Saw

1 Setzen Sie sich auf den Boden und richten Sie den Oberkörper mit Hilfe der Bauchmuskeln auf. Stellen Sie sich vor, Sie würden sich gegen eine Wand lehnen. Die Beine sind vor dem Körper ausgestreckt und so weit wie möglich geöffnet. Die Füße sind angezogen.

2 Die Arme parallel zum Boden seitlich ausstrecken. Einatmen, den Oberkörper nach links drehen und dann langsam vorbeugen. Versuchen Sie, mit dem rechten Arm den linken Fuß zu berühren.

3 Ausatmen, einatmen und dann die Bauchmuskeln einziehen und in die Ausgangsposition zurückkehren. Die Übung zur anderen Seite wiederholen.

Die Übung im Wechsel dreimal zu jeder Seite wiederholen.

Die *Säge* ist eine hervorragende Übung, da sie das *Drehen der Wirbelsäule* mit dem Dehnen der Schenkelbeuger verbindet.

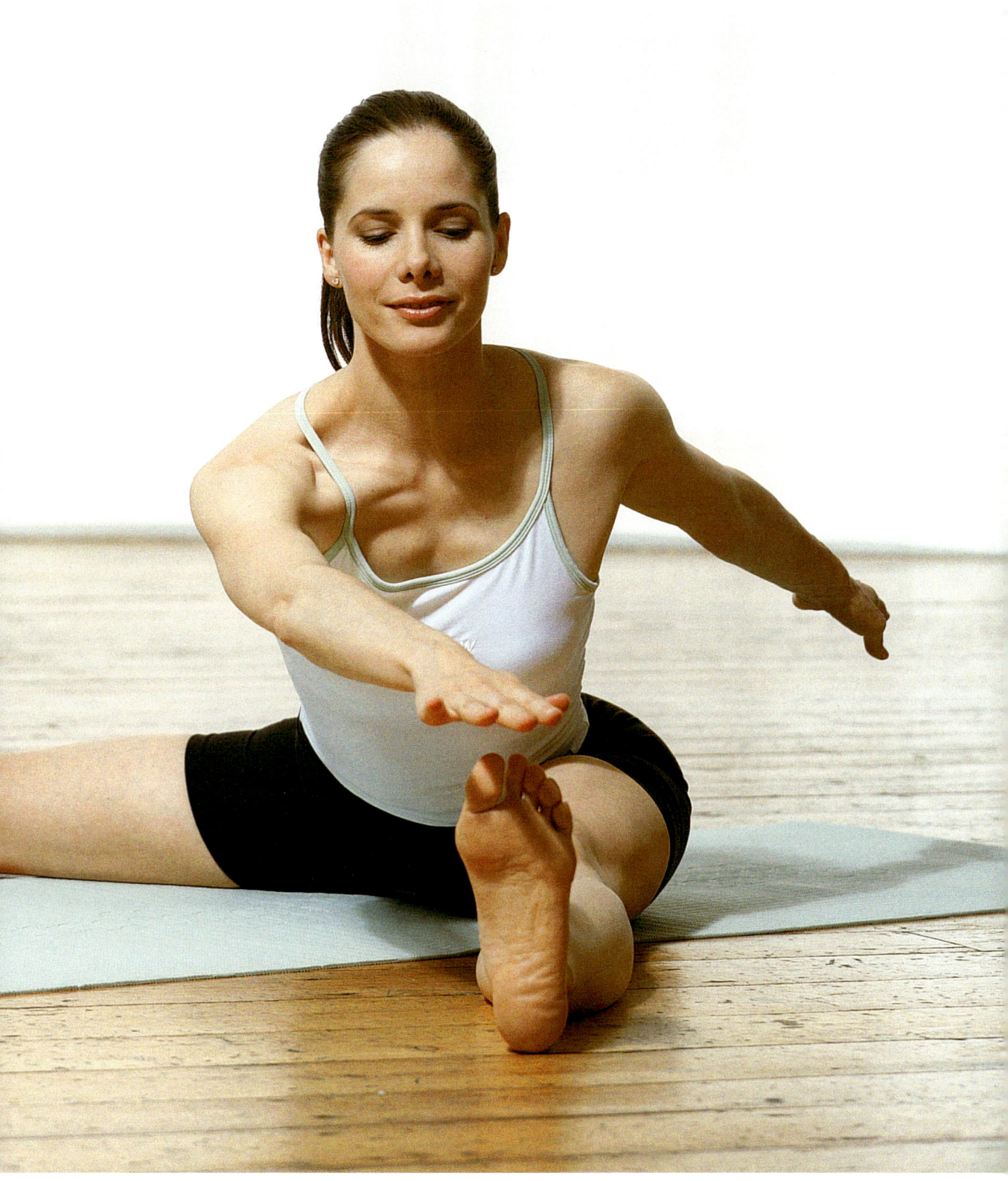

Die Pilates-Übungen im Vierfüßlerstand trainieren das Gleichgewicht und kräftigen den Rücken. Auch dabei müssen Sie sich wieder auf die Kernmuskeln konzentrieren. Eigentlich sollten wir unsere Bauchmuskeln ständig beanspruchen. Dann hätten wir wesentlich seltener Rückenschmerzen und auch keine Probleme mit den Schenkelbeugern. Genau deshalb sind die Kernmuskeln so wichtig.

Die Übungen im Vierfüßlerstand dienen dazu, bestimmte Muskeln zu isolieren. Damit das Training auch wirklich ausgewogen ist, sollten Sie darauf achten, die Übungen stets auf beiden Seiten auszuführen. Jeder von uns hat eine starke und eine schwache Seite:

Bei Rechtshändern ist meist die rechte Seite stärker, bei Linkshändern verhält es sich genau umgekehrt. Ist das Muskelungleichgewicht bei Ihnen besonders ausgeprägt, sollten Sie die Übung auf der schwachen Seite doppelt so oft wiederholen wie auf der starken.

Aber übertreiben Sie nicht! Wenn Sie sich beim Üben halb zu Tode schwitzen, überanstrengen Sie sich. Pilates ist aber eine äußerst sanfte Trainingsform: Gewalt ist hier fehl am Platz. Stechende Schmerzen sollten zu keiner Zeit auftreten. Beginnen Sie langsam und respektieren Sie Ihre Grenzen. Mit der Zeit werden Sie zufrieden feststellen, wie Ihr Körper immer straffer und kräftiger wird.

Übungen im Vierfüßlerstand

Dog

1 Gehen Sie in den Vierfüßlerstand, die Knie befinden sich genau unter den Hüften, die Hände unter den Schultern, während Kopf und Rücken eine Linie bilden. Die Bauchmuskeln sind ein- und die Schultern nach unten gezogen.

2 Ein Bein so heben, dass Ober- und Unterschenkel nach wie vor einen rechten Winkel bilden. Den Fuß zur Decke strecken und das Knie auf Hüfthöhe bringen. Anschließend in die Ausgangsposition zurückkehren.

Die Übung im Wechsel fünfmal mit jedem Bein absolvieren.

TIPP

ACHTEN SIE AUF EINEN GERADEN RÜCKEN UND LASSEN SIE IHRE SCHULTERN NICHT EINSINKEN!

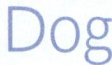

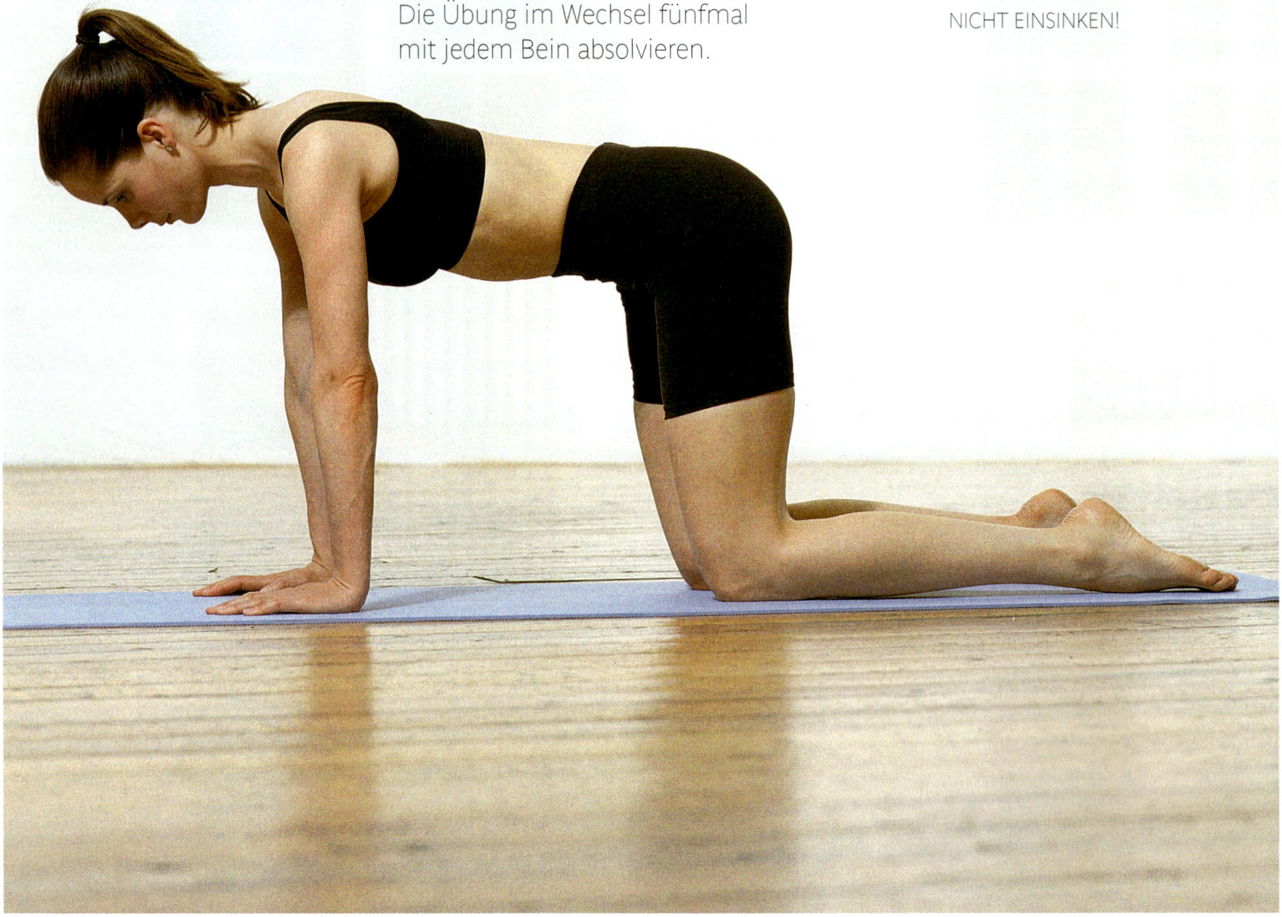

Mit der Übung
Der Hund werden
vor allem das Gleich-
gewicht und die
Pomuskeln trainiert.

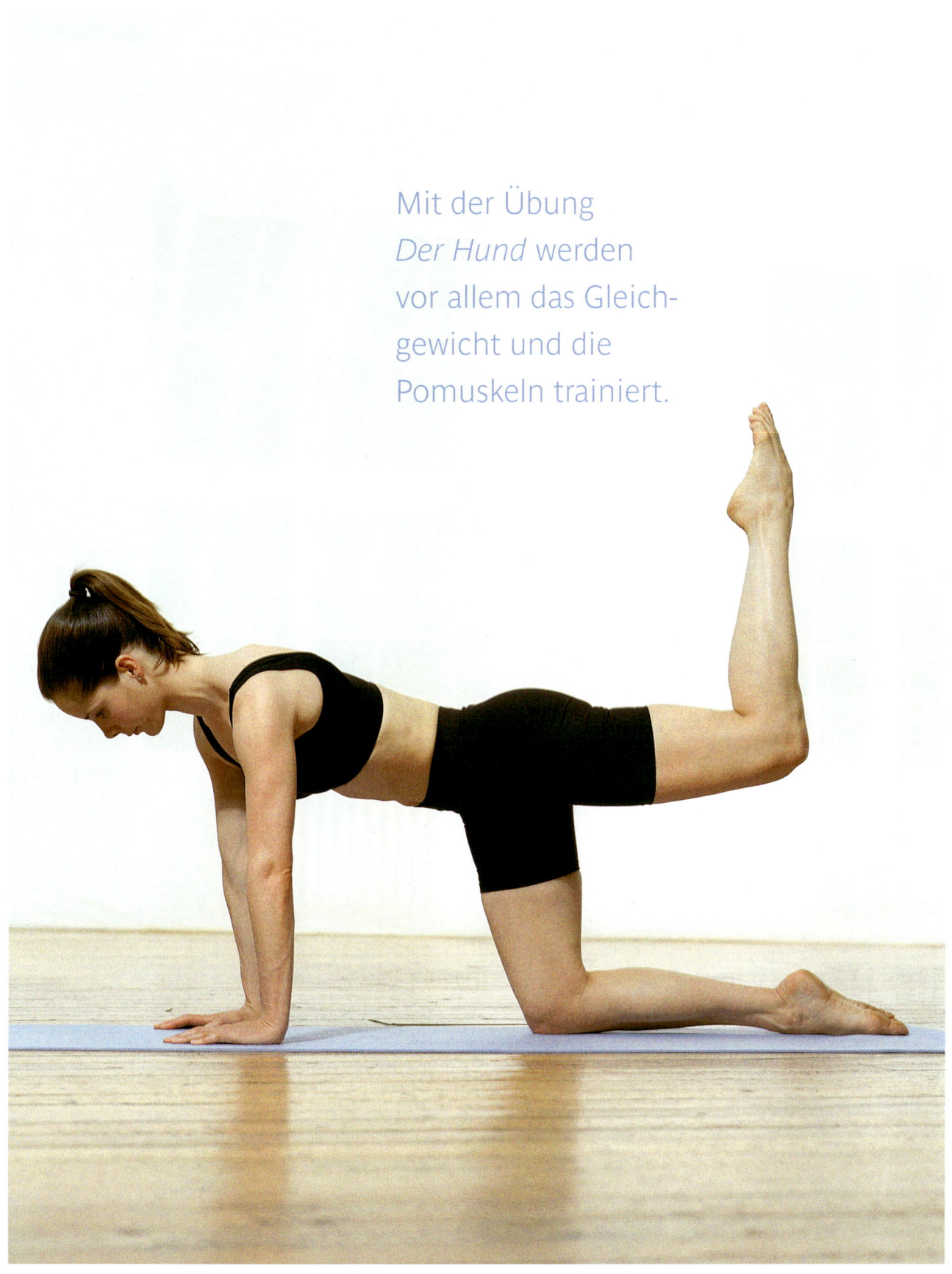

Der Esel sorgt für eine kräftige Bauchmuskulatur, da Sie Ihre Position während der gesamten Übung mit ihrer Hilfe halten müssen.

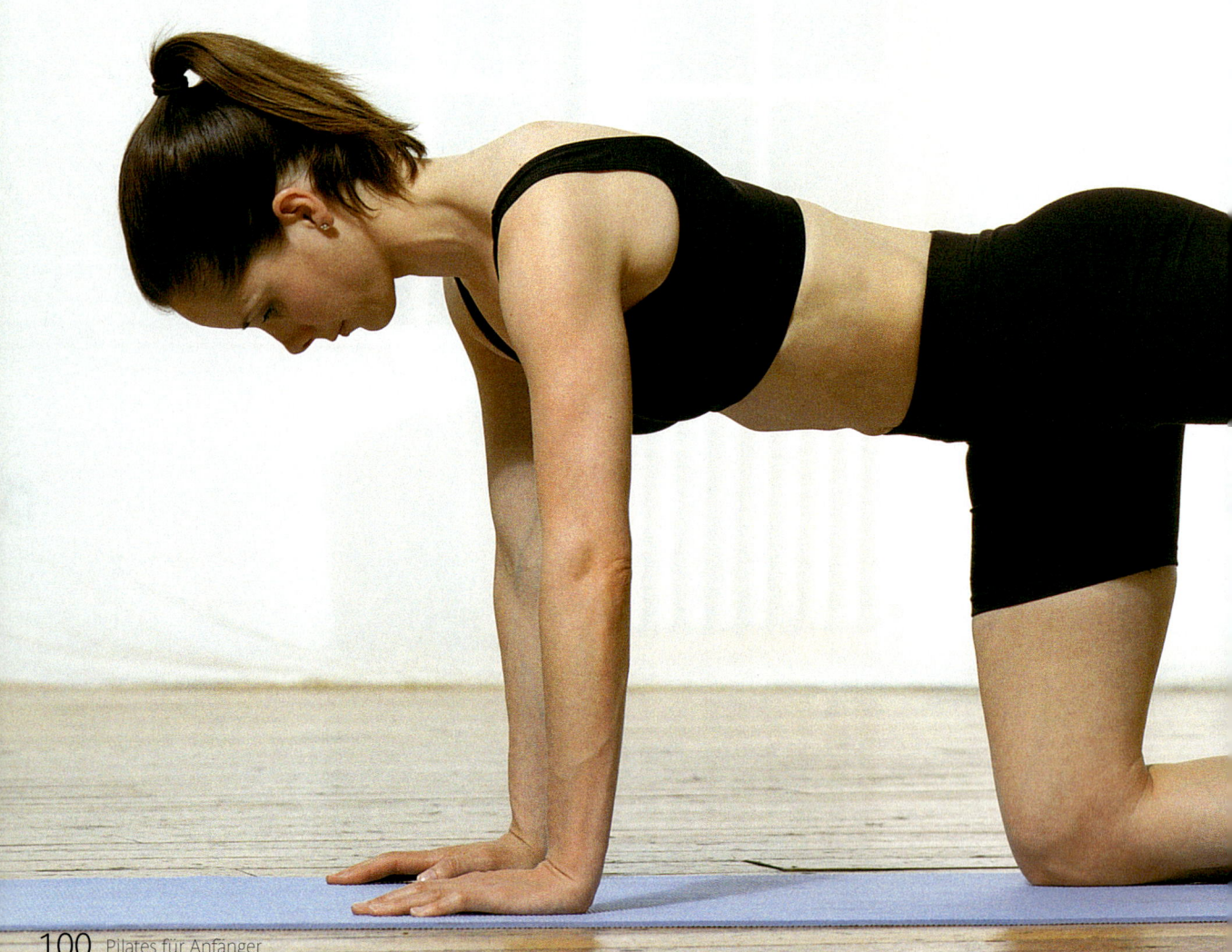

Donkey

1   Gehen Sie in den Vierfüßlerstand,
    die Knie befinden sich genau unter
    den Hüften, die Hände unter den
    Schultern, während Kopf und
    Rücken eine Linie bilden. Die Bauch-
    muskeln sind ein- und die Schultern
    nach unten gezogen.

2   Ein Bein nach hinten gleiten lassen
    und gestreckt heben, sodass es zu
    einer Verlängerung des Rückens
    wird. Die Position halten, bis fünf
    zählen und in die Ausgangsposition
    zurückkehren.

    Die Übung fünfmal erst mit dem
    einen und dann mit dem anderen
    Bein wiederholen.

TIPP

WENN SIE DAS BEIN
HEBEN, NICHT
WACKELN ODER DAS
GEWICHT VERLAGERN!
DIE KERNMUSKELN
ANSPANNEN, UM IN
POSITION ZU BLEIBEN.

Arm und Bein diagonal

1 Gehen Sie in den Vierfüßlerstand, die Knie befinden sich genau unter den Hüften, die Hände unter den Schultern, während Kopf und Rücken eine Linie bilden. Die Bauchmuskeln sind ein- und die Schultern nach unten gezogen.

2 Einatmen, die Bauchmuskeln einziehen, um den Rücken gerade zu machen, einen Arm nach vorn und das gegenüberliegende Bein nach hinten strecken. Beide bilden eine Verlängerung des Rückens. Zehen und Finger ebenfalls strecken.

3 Ausatmen und in die Ausgangsposition zurückkehren. Die Übung mit dem jeweils anderen Arm bzw. Bein wiederholen.

Die Übung im Wechsel fünfmal mit beiden Beinen wiederholen.

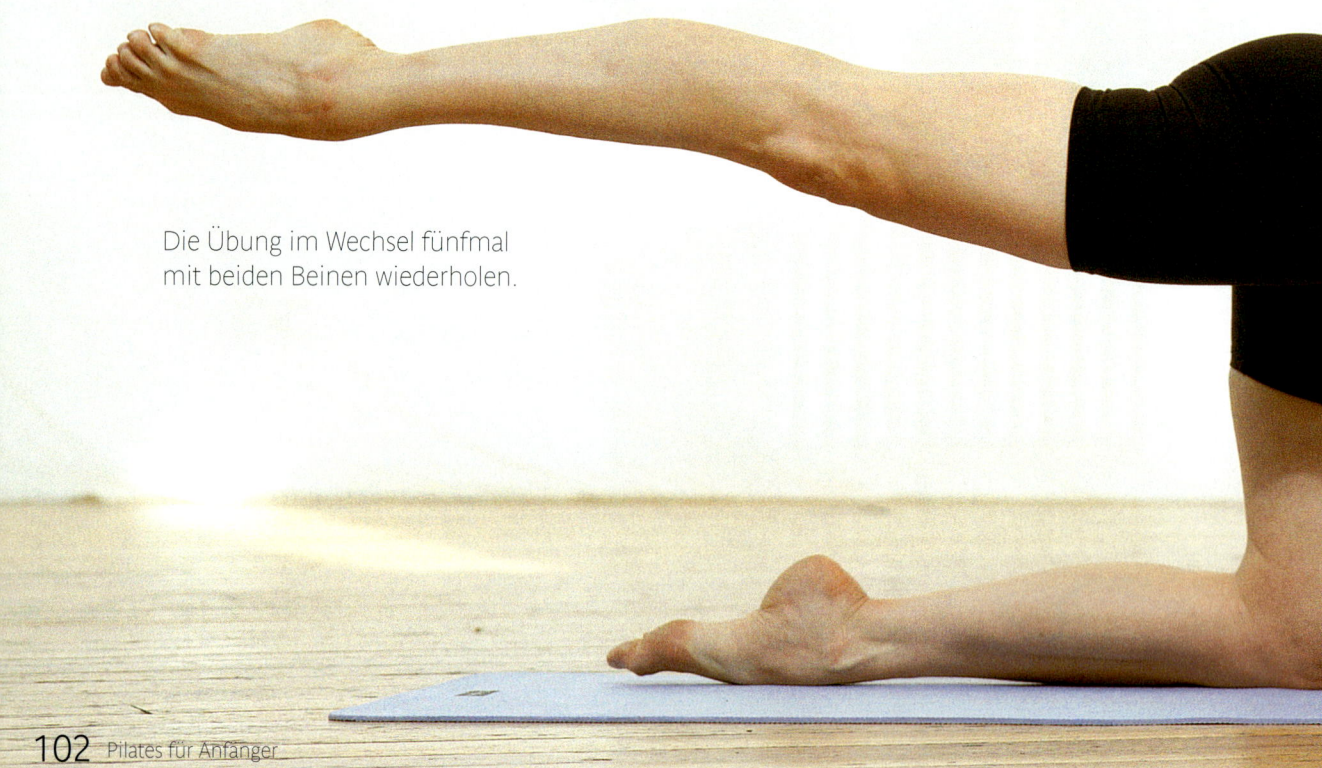

Dies ist eine hervorragende Übung für die Bauchmuskeln, die ständig angespannt werden müssen, um das Gleichgewicht zu halten.

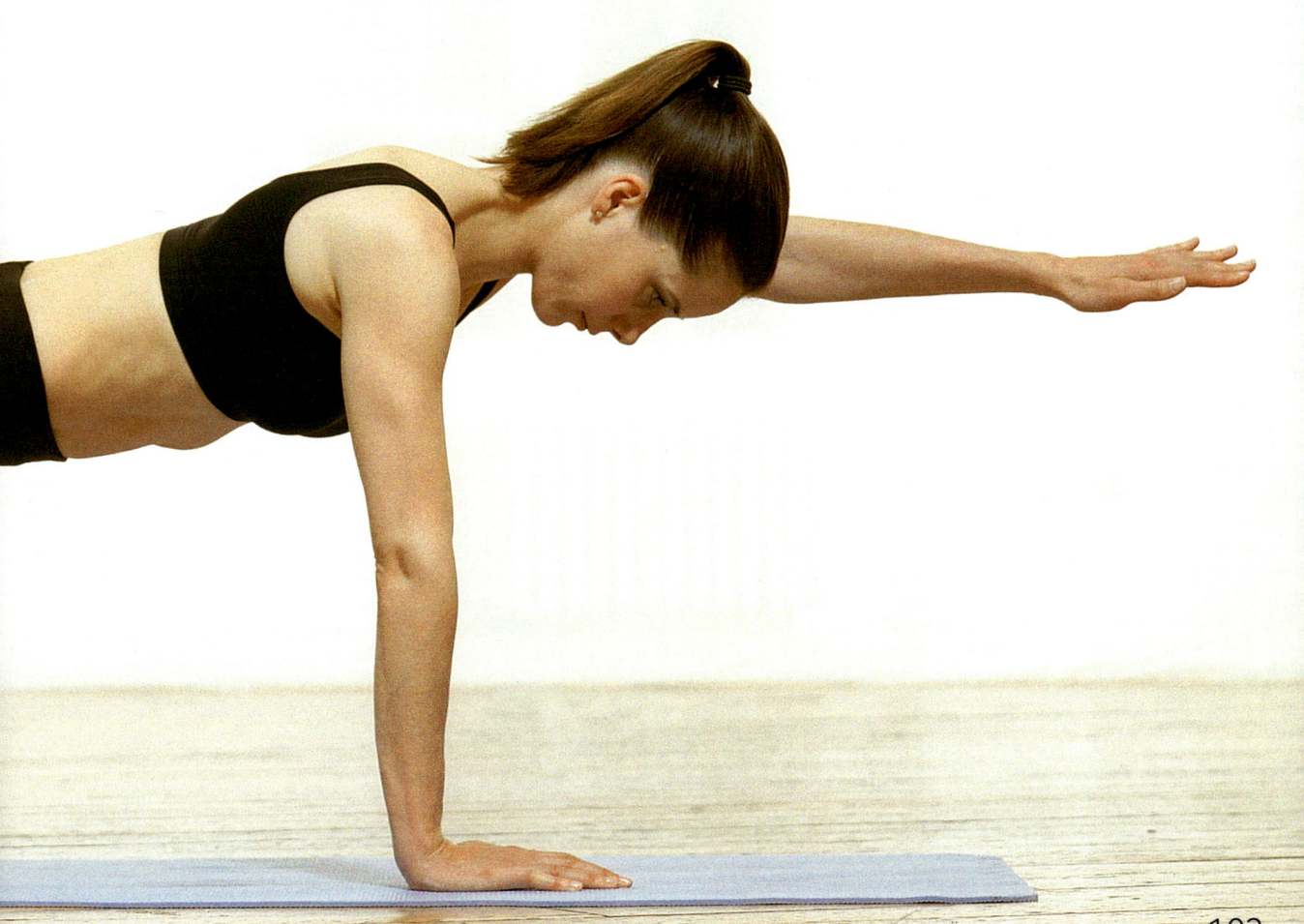

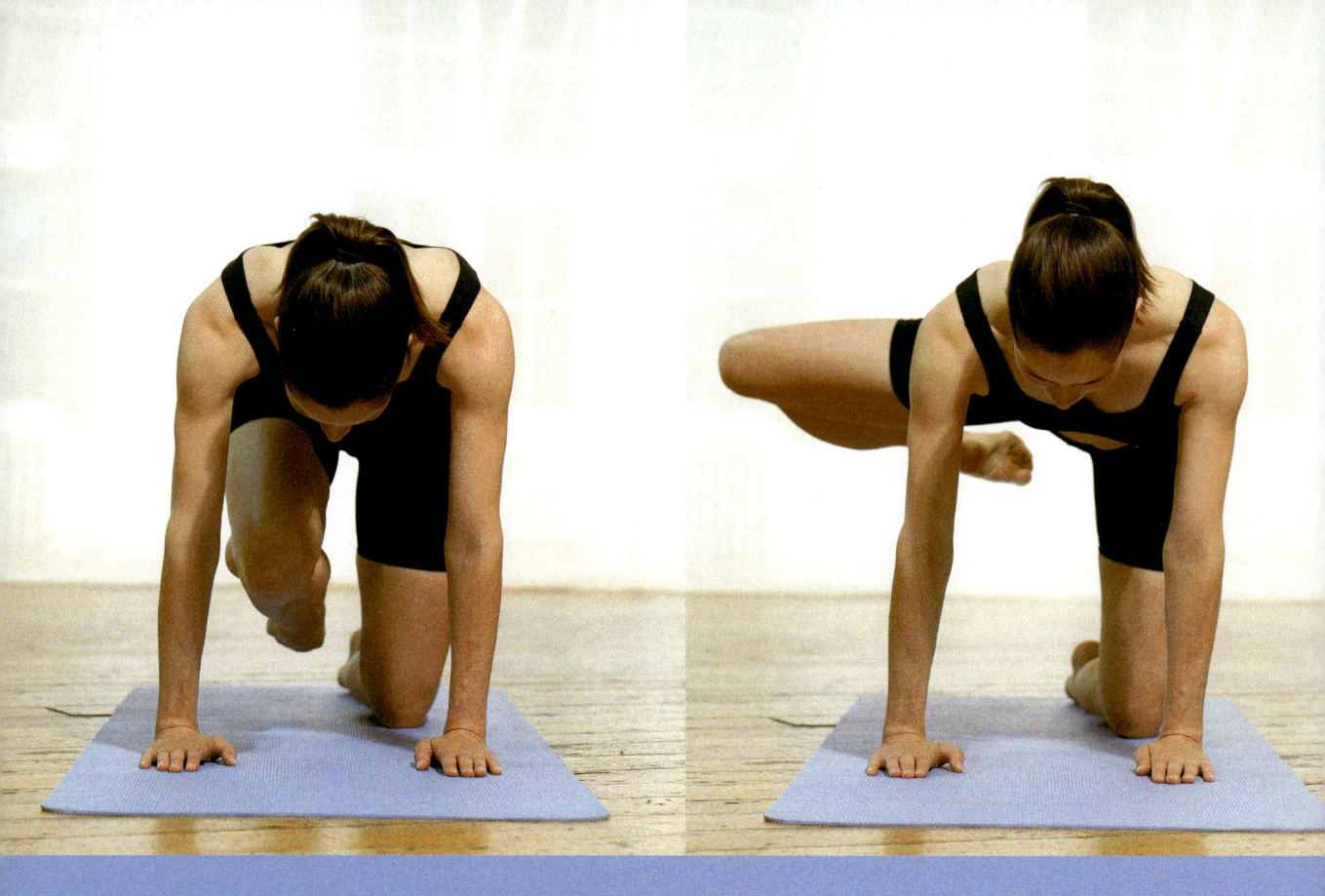

Das *Hüftkreisen* ist eine
nicht ganz einfache, aber
umso effektivere Übung, die
verschiedene Bewegungen
miteinander kombiniert und
das Gleichgewicht trainiert.

Hip Circles

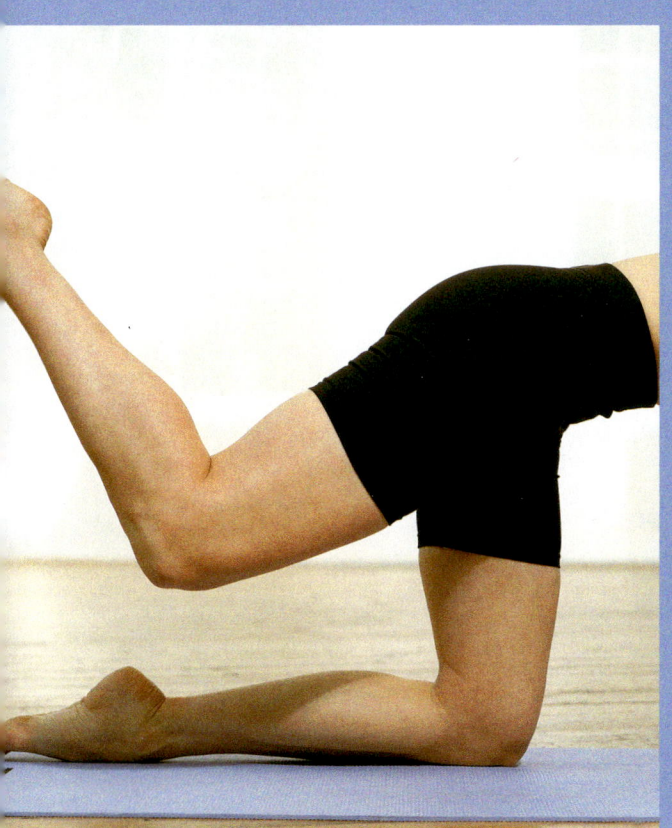

1 Gehen Sie in den Vierfüßlerstand, die Knie befinden sich genau unter den Hüften, die Hände unter den Schultern, während Kopf und Rücken eine Linie bilden. Die Bauchmuskeln sind ein- und die Schultern nach unten gezogen.

2 Ein Knie an die Brust ziehen, dann zur Seite führen, hinter den Körper bringen und wieder in die Ausgangsposition zurückkehren. Der Rest des Körpers bleibt unbewegt, während das Knie einen großen Kreis beschreibt.

Die Übung fünfmal erst mit dem einen und dann mit dem anderen Knie wiederholen.

> **TIPP**
>
> ACHTEN SIE DARAUF, DASS DER NABEL ZUR WIRBELSÄULE GEZOGEN IST, UM DEN RÜCKEN ZU STABILISIEREN.

Cat

1 Gehen Sie in den Vierfüßlerstand, die Knie befinden sich genau unter den Hüften, die Hände unter den Schultern, während Kopf und Rücken eine Linie bilden. Die Bauchmuskeln sind ein- und die Schultern nach unten gezogen.

2 Einatmen, den Nabel in Richtung Wirbelsäule ziehen und einen Katzenbuckel machen. Dabei auch die Pomuskeln anspannen. Den Kopf entspannen und fallen lassen.

3 Ausatmen und in die Ausgangsposition zurückkehren. Der Rücken ist gerade. Stellen Sie sich vor, Kopf und Steißbein würden auseinander streben.

Die Übung fünfmal wiederholen.

Den *Katzenbuckel* könnte ich den ganzen Tag lang machen – eine wunderbar entspannende Wirbelsäulendehnung!

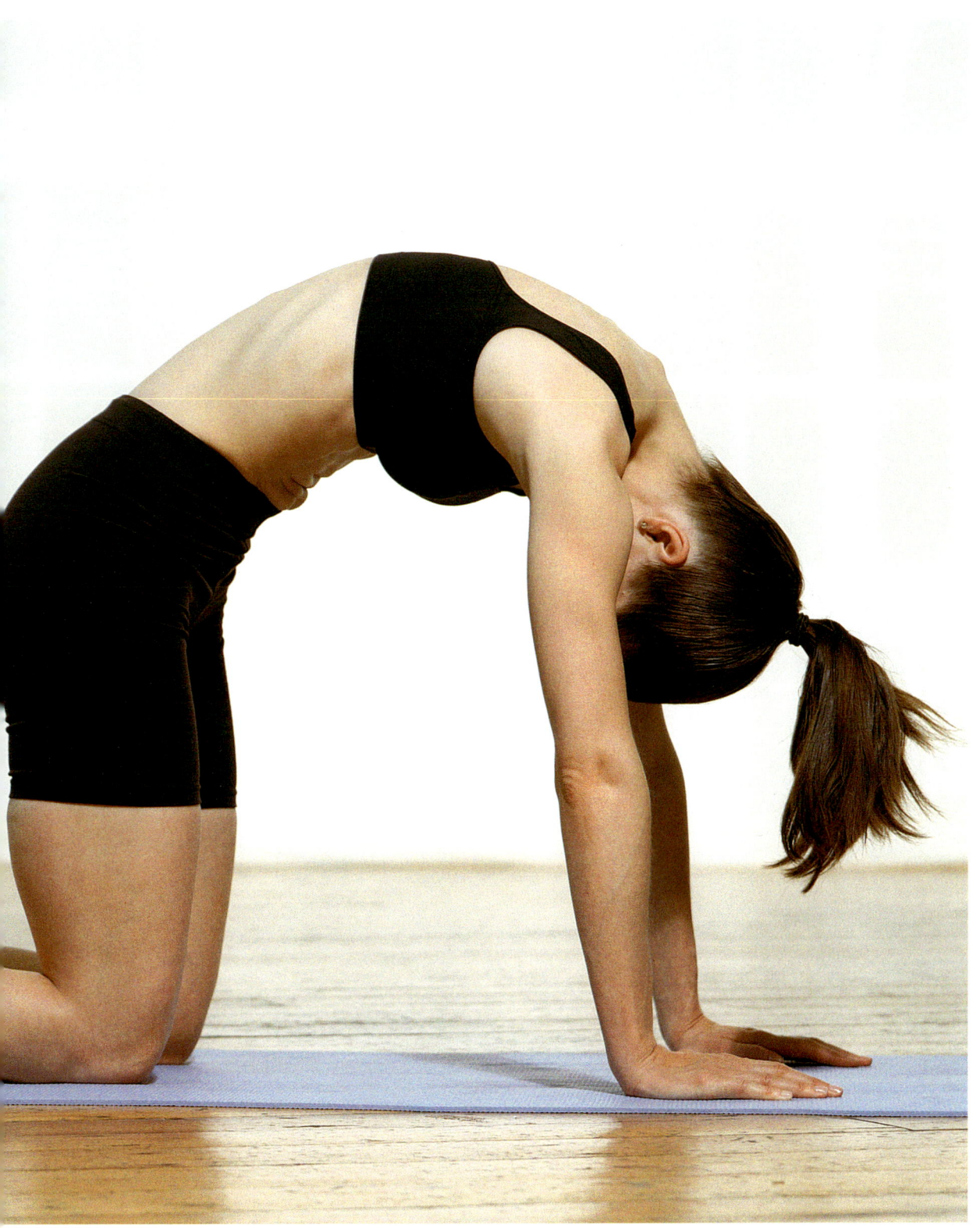

Reverse Cat

1   Gehen Sie in den Vierfüßlerstand,
    die Knie befinden sich genau
    unter den Hüften, die Hände
    unter den Schultern, während
    Kopf und Rücken eine Linie bil-
    den. Die Bauchmuskeln sind
    ein- und die Schultern nach
    unten gezogen.

2   Atmen Sie ein und stellen Sie sich
    beim Ausatmen vor, wie Sie Ihren
    Nabel in Richtung Boden drücken.
    So entsteht ein Hohlkreuz, also
    ein umgekehrter Katzenbuckel.
    Gleichzeitig das Brustbein vor-
    strecken. Die Schultern bleiben
    unten und auch der Kopf ändert
    seine Position nicht.

3   Den Rücken wieder gerade
    machen.

    Die Übung fünfmal wiederholen.

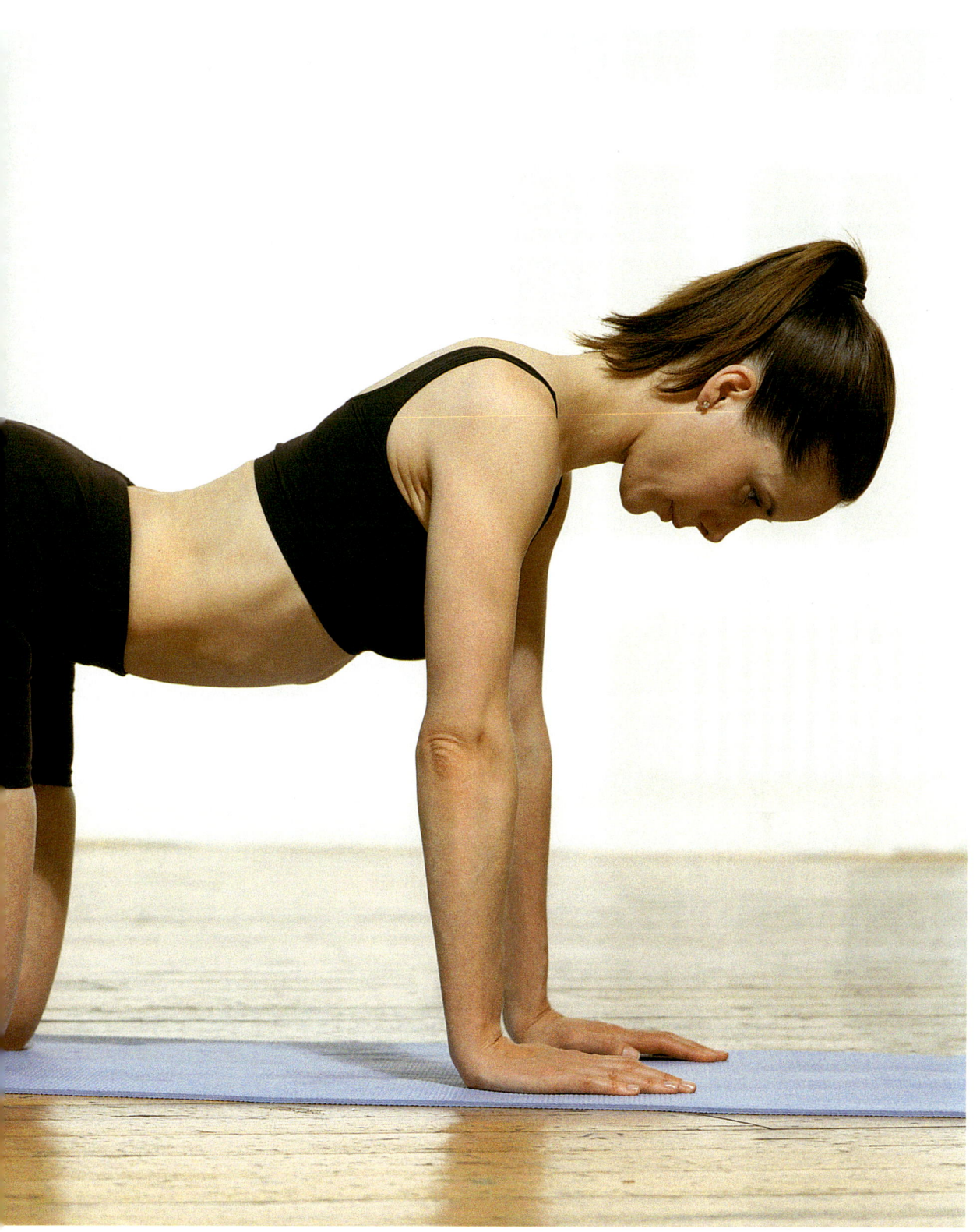

Wir alle neigen dazu, bestimmte Körperpartien überzutrainieren – vor allem unsere Problemzonen! Die meisten Frauen konzentrieren sich so sehr auf ihre Bauchmuskeln, dass sie den unteren Rücken und die Rumpfseiten völlig vergessen. Doch auch diese Bereiche dürfen nicht vernachlässigt werden, da die hier angesiedelten Muskeln den Oberkörper verlängern und für eine schön definierte Taille sorgen.

Die meisten von uns knicken beim Stehen und Sitzen in der Taille ein und vergessen, die Rumpfseiten zu strecken. Machen Sie jedoch bewusst Ihre Taille lang und strecken Sie Ihre Wirbelsäule – schon haben Sie einen flacheren Bauch.

Zum Glück ist dieser Bereich leicht zu straffen und zu stretchen. Die folgenden Übungen verlängern Ihre Taille, dehnen und kräftigen aber auch den gesamten Körper. Außerdem sorgen sie für eine bessere Haltung und wirken hochgezogenen Schultern entgegen.

Denken Sie daran, Taille und Rücken lang zu machen, aber den Brustkorb unten zu lassen. Oberhalb der Taille sollte sich nichts wölben – Brustkorb und Bauch bilden eine Linie.

Übungen in Bauchlage

Sphinx mit Übergang zum Roll-up

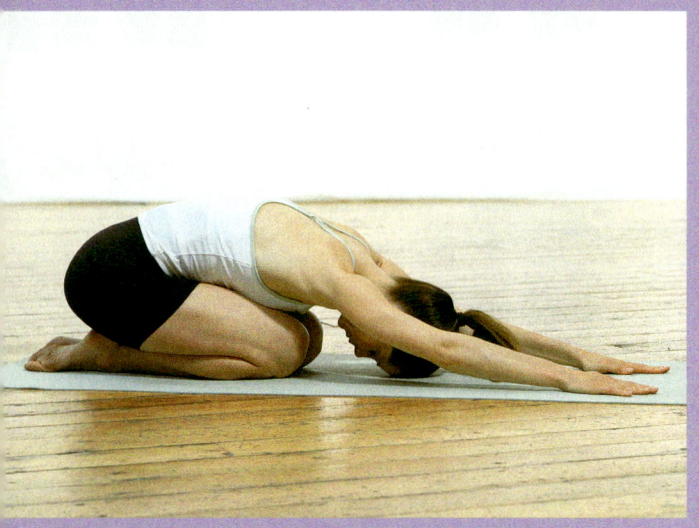

1   Gehen Sie in den Vierfüßler-
    stand und setzen Sie sich auf
    die Fersen. Die Arme so weit
    wie möglich nach vorn gleiten
    lassen und strecken. Die Stirn
    berührt jetzt den Boden. Der
    Po ruht auf den Fersen.

2   In der Sphinx-Position einatmen,
    die Bauchmuskeln einziehen
    und einen Wirbel nach dem
    anderen aufrollen, bis Sie zum
    Knien kommen. Der Po bleibt auf
    den Fersen, die Arme hängen
    seitlich herab.

3   Ausatmen und in die Sphinx-
    Position zurückkehren.

    Die Übung fünfmal wiederholen.

TIPP

UM DIE DEHNUNG IN
DER SPHINX-POSITION
ZU VERSTÄRKEN, TIEF
IN DEN OBEREN
RÜCKEN HINEINATMEN
UND DIE WIRBELSÄULE
STRECKEN.

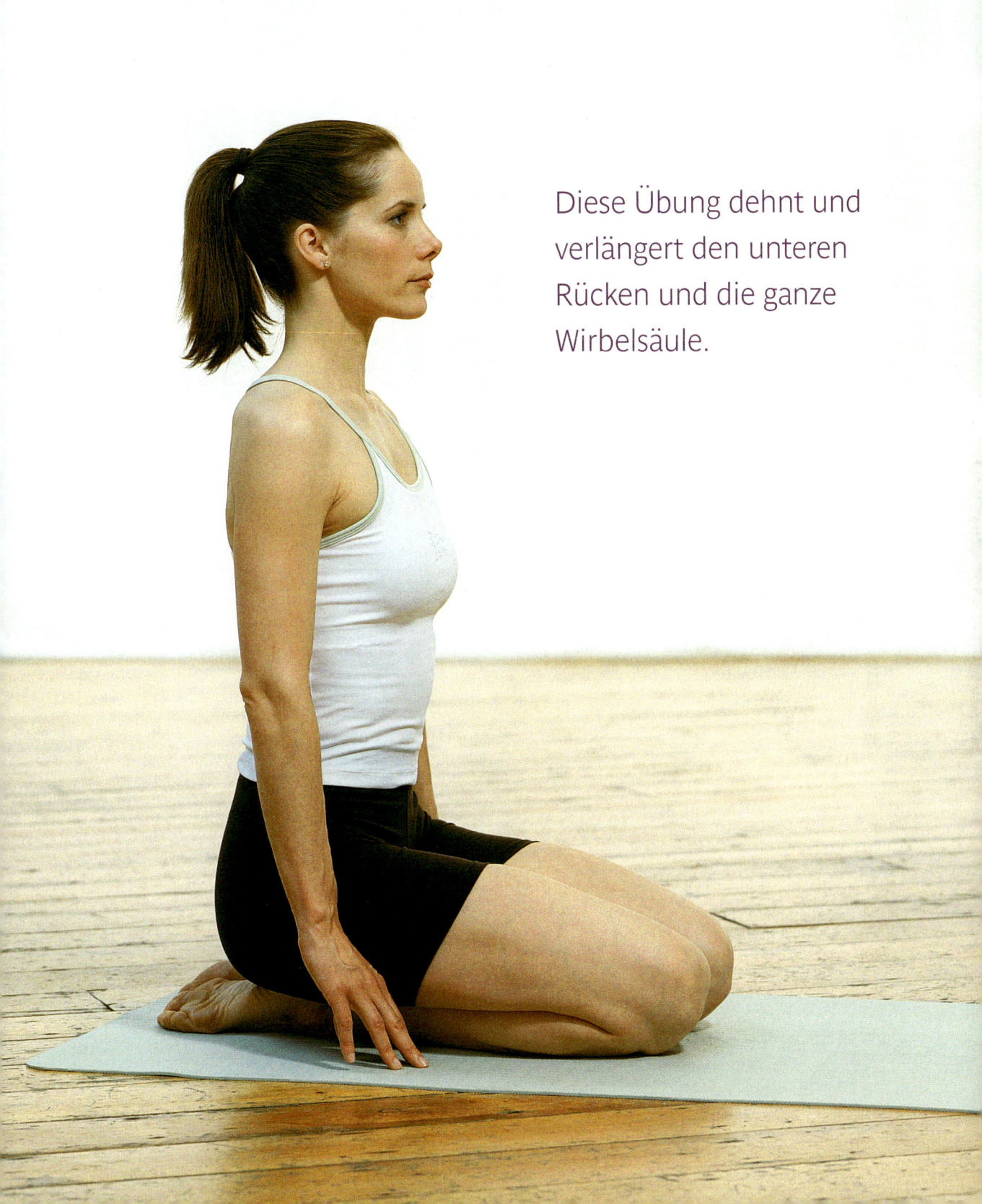

Diese Übung dehnt und verlängert den unteren Rücken und die ganze Wirbelsäule.

Pomuskeln anspannen

1 Legen Sie sich auf den Bauch, die Stirn ruht auf einem Kissen. Die Arme liegen neben dem Körper, die Handflächen zeigen nach oben. Die Bauchmuskeln sind eingezogen, um den unteren Rücken zu stützen.

2 Einatmen und die Pomuskeln, aber nicht die Schenkelbeuger anspannen. Die Bewegung beschränkt sich auf die Pomuskeln. Position halten und bis fünf zählen.

3 Ausatmen und entspannen.

Die Übung zehnmal wiederholen.

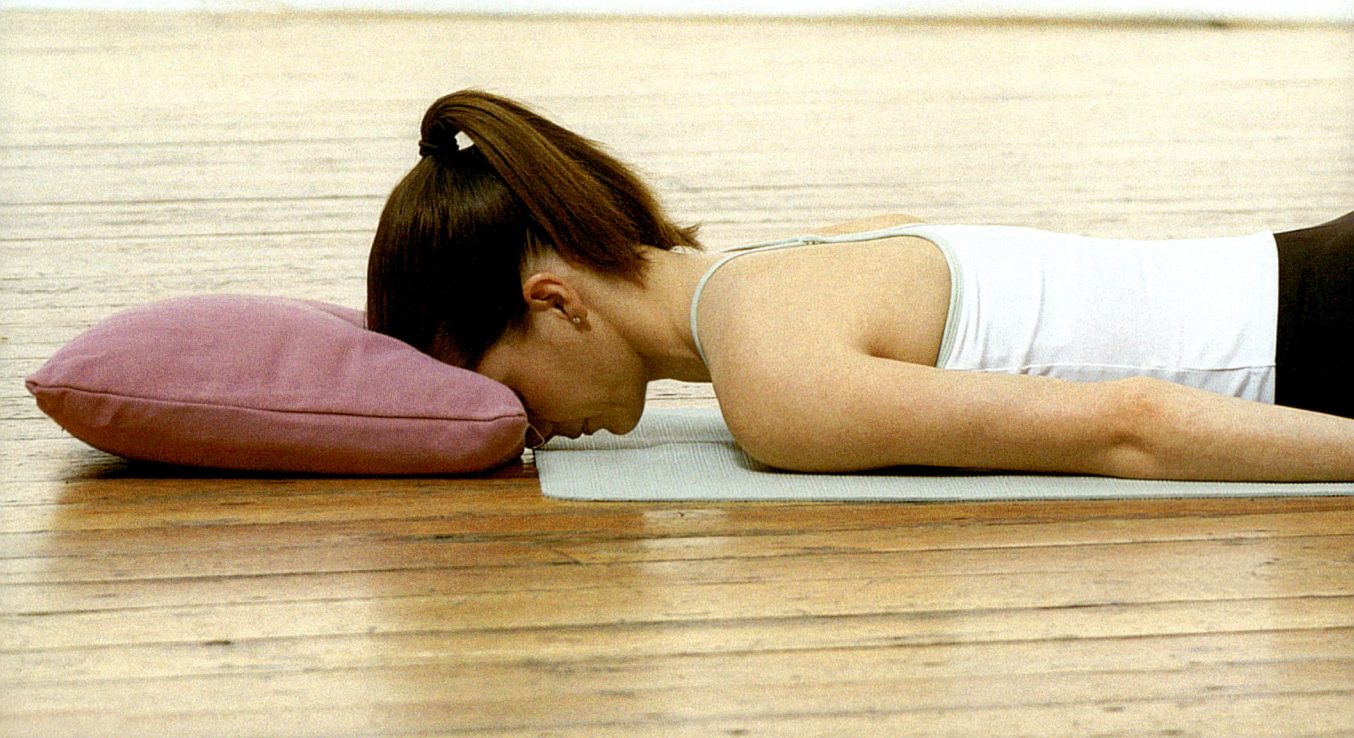

Diese Übung trainiert die Pomuskeln. Anstatt mehrere Muskelgruppen gleichzeitig zu beanspruchen, geht es hier ausschließlich um die Gesäßmuskulatur.

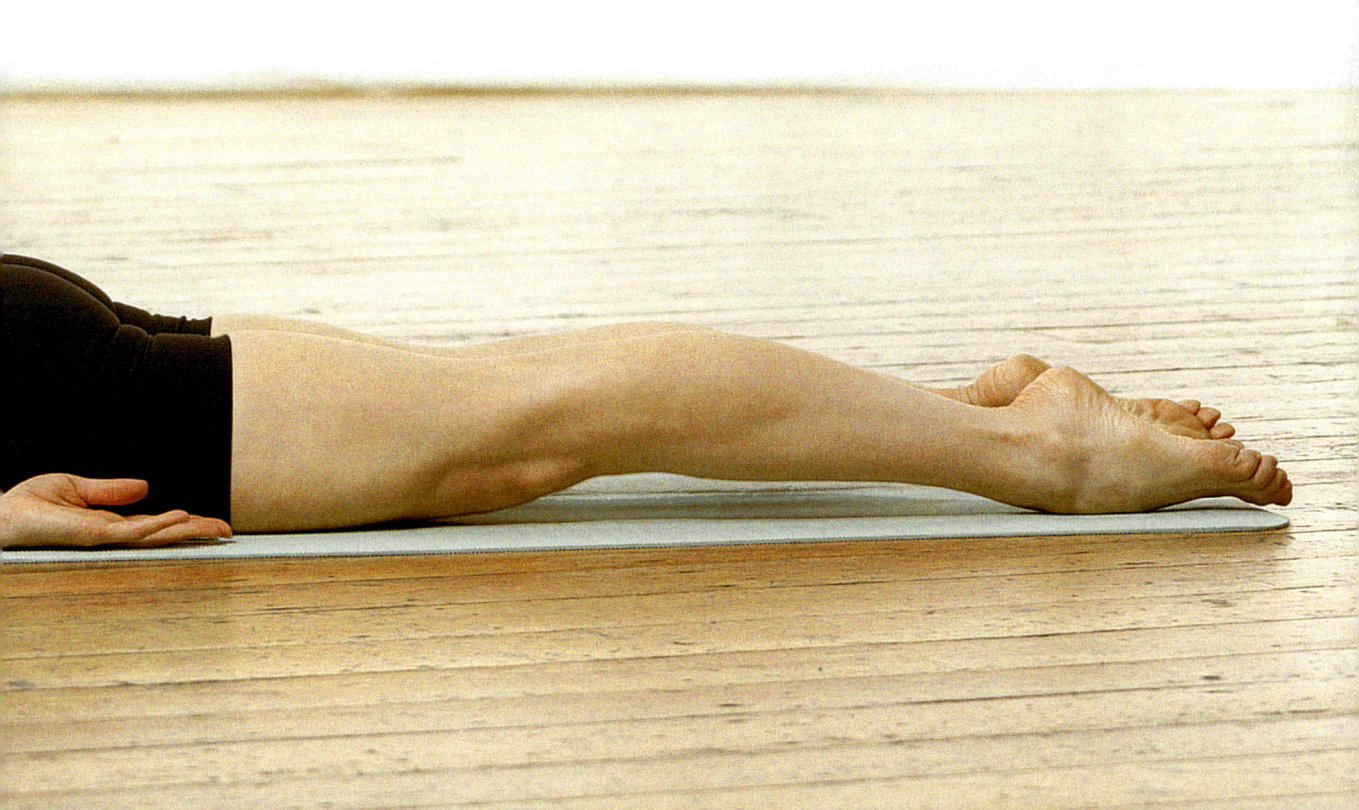

Das Heben des angewinkelten Beins ist eine einfache, aber äußerst effektive Übung.

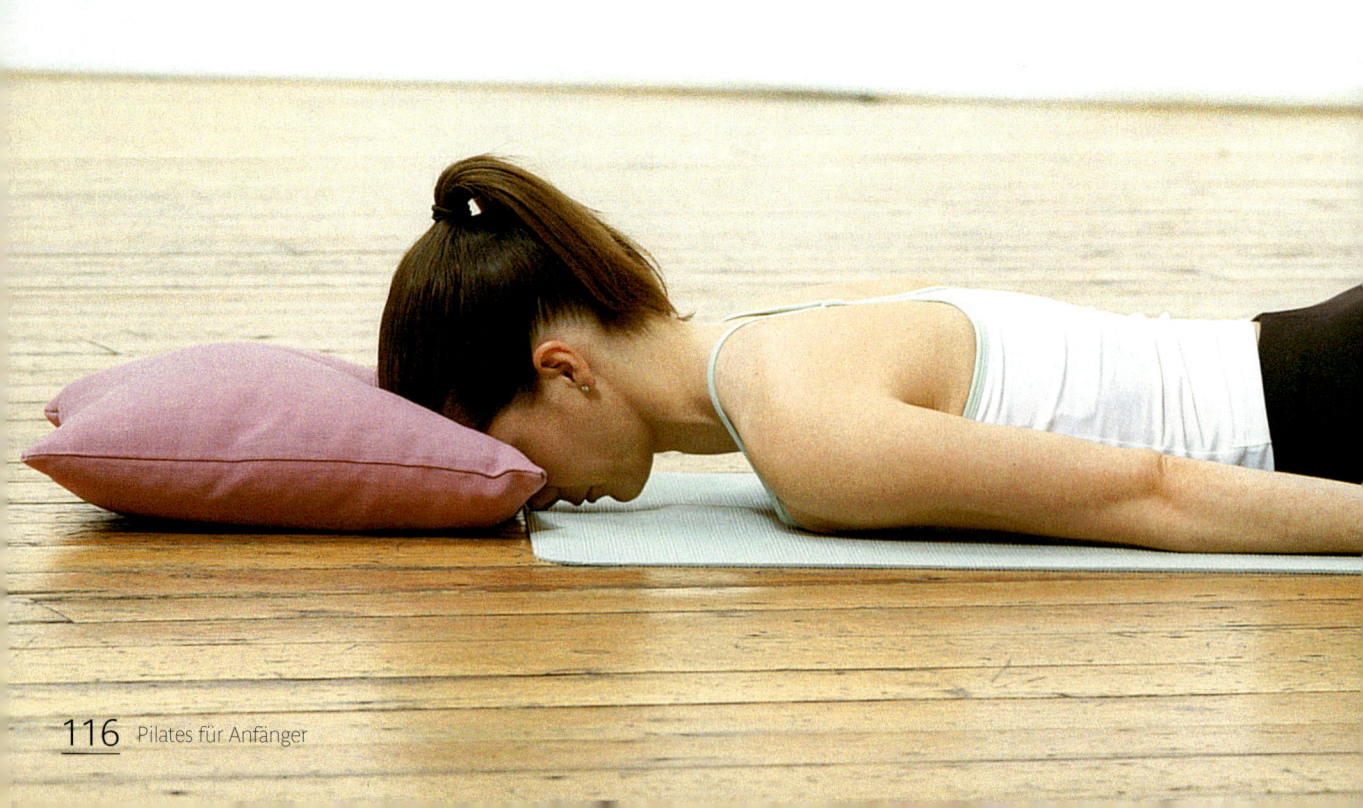

Bent Leg Lift

1   Legen Sie sich auf den Bauch,
die Stirn ruht auf einem Kissen.
Die Arme liegen neben dem
Körper, die Handflächen zeigen
nach oben.

2   Einatmen, die Pomuskeln
anspannen und einen Fuß
heben, bis Ober- und Unterschenkel einen rechten Winkel
bilden. Position halten und
bis zwei zählen.

3   Ausatmen und in die Ausgangsposition zurückkehren.

Die Übung fünfmal erst mit
dem einen, dann mit dem
anderen Bein wiederholen.

TIPP

KEIN HOHLKREUZ
MACHEN! DIE BAUCH-
UND BECKENBODEN-
MUSKELN ANSPANNEN
UND DAS SCHAMBEIN
IN DEN BODEN
DRÜCKEN.

Straight Leg Lift

1 Legen Sie sich auf den Bauch, die
   Stirn ruht auf einem Kissen. Die
   Arme liegen neben dem Körper, die
   Handflächen zeigen nach oben.

2 Einatmen, Pomuskeln anspannen
   und ein Bein heben. Position halten
   und bis vier zählen. Das Bein sollte
   dabei möglichst nicht zittern.

3 Ausatmen und in die Ausgangsposition zurückkehren.

   Die Übung fünfmal erst mit dem
   einen und dann mit dem anderen
   Bein ausführen.

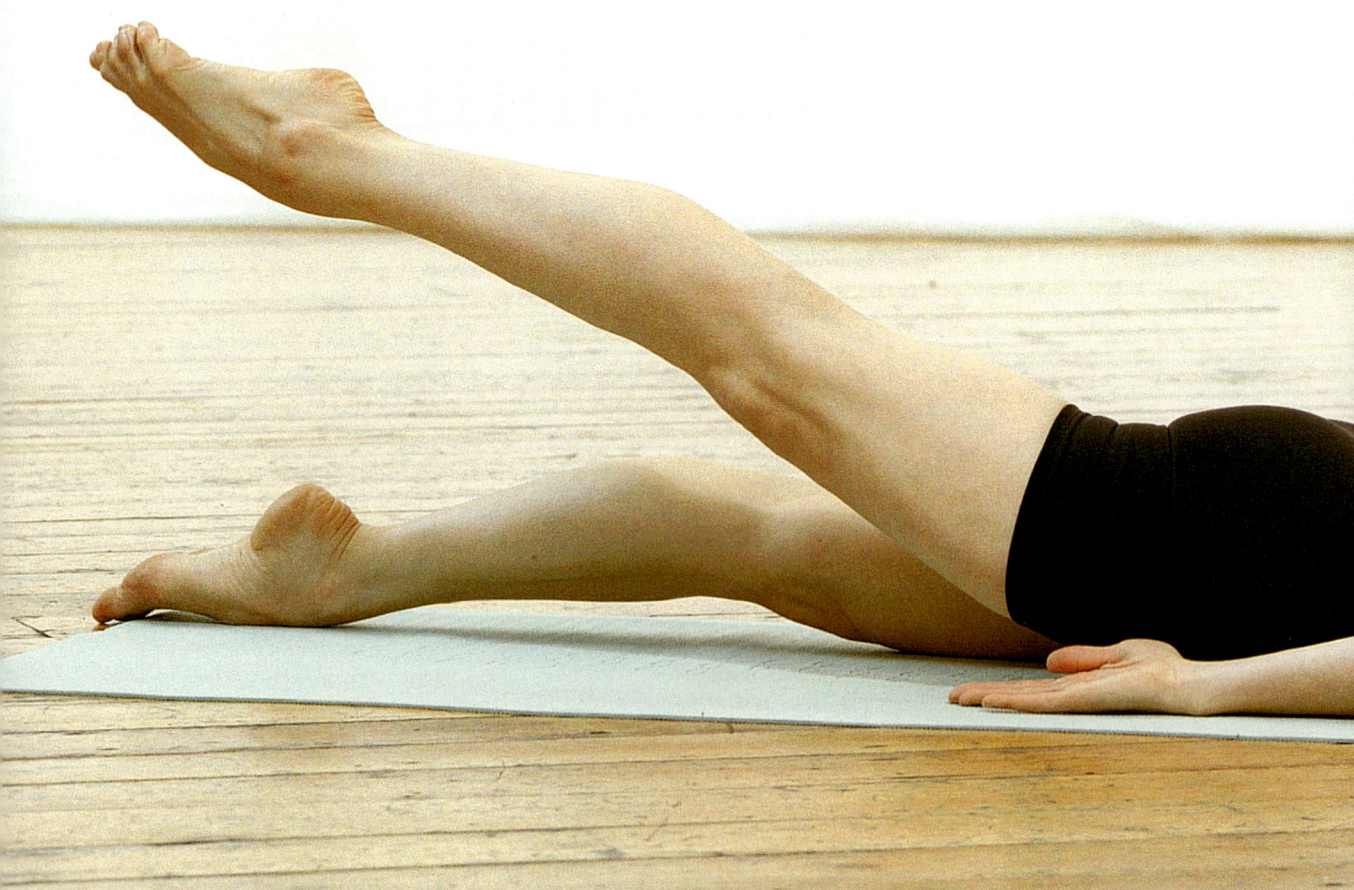

Das Heben des gestreckten
Beins trainiert die Oberschenkelinnenseiten und den Po, deren
Muskeln durch diese Bewegung
automatisch beansprucht werden.

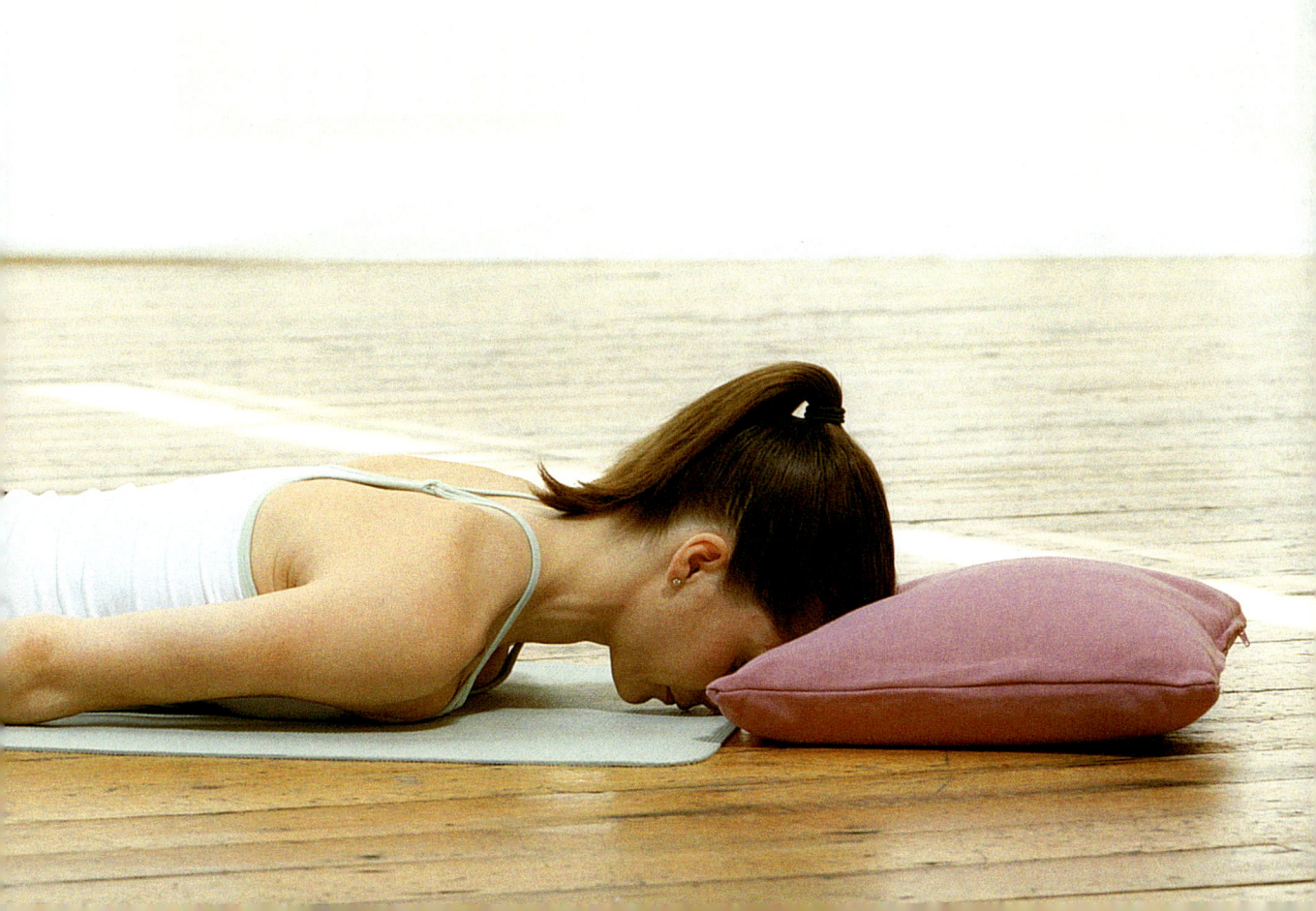

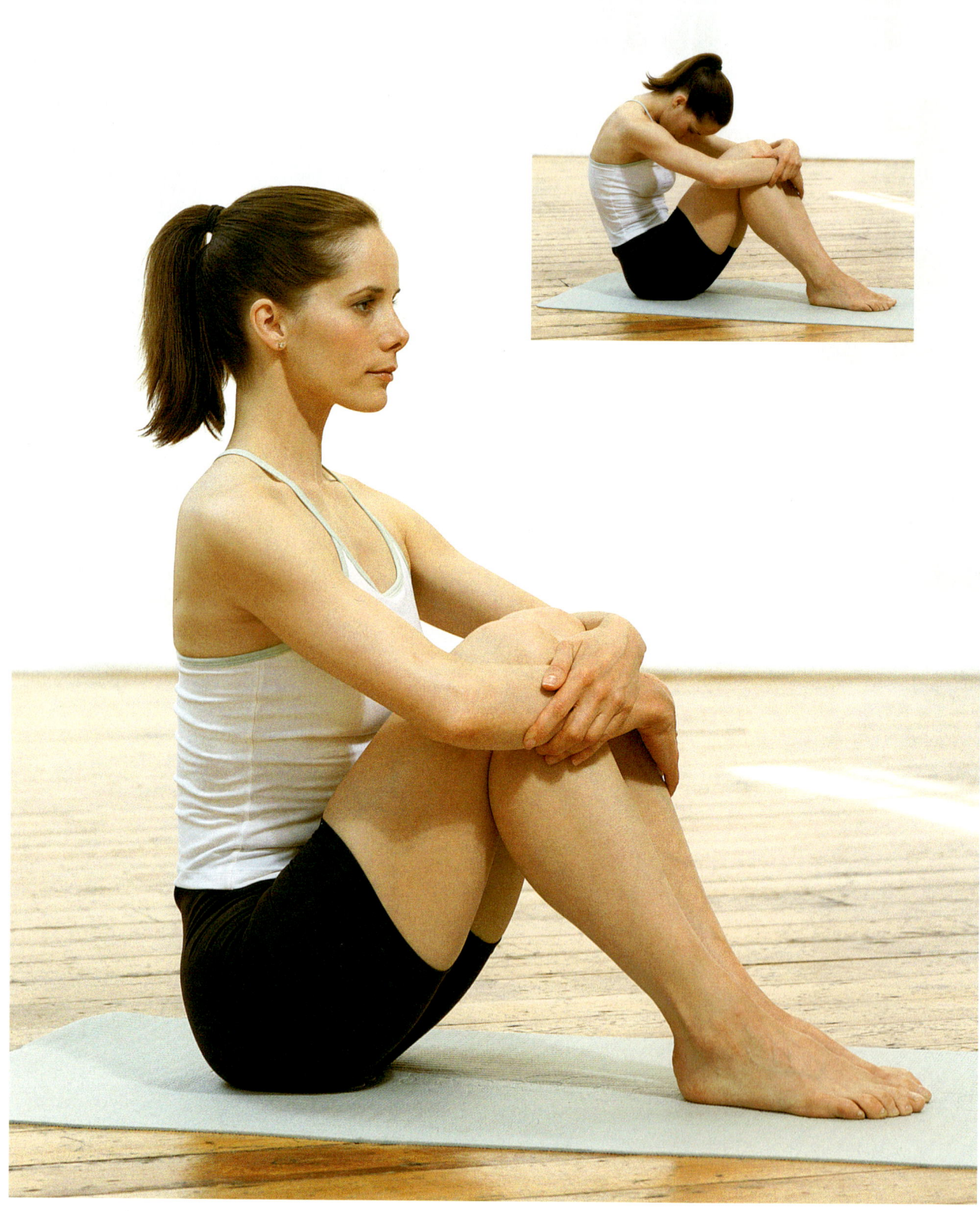

Demetri-Bauchmuskelübung

1 Setzen Sie sich mit geradem
   Rücken auf den Boden. Die Beine
   sind angewinkelt, die Füße hüftbreit auseinander. Die Arme vor
   den Knien verschränken.

2 Einatmen, das Kinn auf die Brust
   sinken lassen und den Rücken
   C-förmig wölben.

3 Den Nabel in Richtung Wirbelsäule ziehen und den gerundeten
   Rücken nach hinten an eine
   imaginäre Wand pressen.

4 Ausatmen und den Rücken
   am Steißbein beginnend wieder
   aufrichten.

   Die Übung fünfmal wiederholen.

Diese Übung bewirkt eine
lange Wirbelsäule, tut den
Bauchmuskeln gut und sorgt
für wohltuende Dehnung nach
den Übungen in Bauchlage.

Beim Gleichgewicht hängt alles von der richtigen Haltung ab. Werden die Übungen korrekt ausgeführt, erinnern sie fast schon an eine kleine Meditation, da es Ihre gesamte Konzentration erfordert, die jeweilige Position zu halten.

Wer sich leicht damit tut, das Gleichgewicht zu halten, kann davon ausgehen, dass seine Haltung korrekt ist. Wer dagegen ins Schwanken gerät, sollte sich irgendeinen Punkt suchen und diesen mit den Augen fixieren – das fördert die Konzentration. Vergessen Sie dabei nicht, die Bauch- und Beckenbodenmuskeln anzuspannen! Diese Muskeln sorgen dafür, dass der Körper stabil bleibt.

Meist machen wir im Alltag den Fehler, stets ein- und dieselben Muskeln zu beanspruchen. Zum Beispiel tragen wir schwere Taschen immer auf der rechten Schulter oder verwenden bevorzugt ein Bein oder eine Körperseite, was zu einem unschönen Muskelungleichgewicht führt. Diesen schlechten Angewohnheiten sollten wir bewusst gegensteuern und unserem Körper mit den folgenden Übungen wieder zu einem harmonischen Muskelgleichgewicht verhelfen.

Gleichgewichtsübungen

Clams (I)

1 Legen Sie sich mit angewinkelten Beinen auf eine Seite, die Füße liegen übereinander und auf einer Linie mit dem Rücken. Die Bauchmuskeln sind eingezogen. Der Kopf ruht auf dem unteren, gestreckten Arm. Die Hand des anderen Arms vor dem Körper aufstützen, um das Gleichgewicht zu halten.

2 Einatmen, die Taille nicht einsinken lassen, ausatmen und das obere Knie zur Decke strecken. Die Füße bleiben zusammen, die Pomuskeln sind angespannt. Die Bewegung entsteht aus den Gesäßmuskeln heraus. Auf eine korrekte Haltung achten und die Hüfte nicht nach außen drehen.

3 Einatmen und in die Ausgangsposition zurückkehren.

Die Übung je zehnmal mit dem einen und dann mit dem anderen Bein wiederholen.

Die *Muschel* ist eine hervorragende Übung für den Po.

TIPP

WÄHREND DER ÜBUNG NICHT IN DER HÜFTE NACHGEBEN. STELLEN SIE SICH VOR, SIE WÜRDEN SICH MIT FÜSSEN, RÜCKEN UND KOPF AN EINE WAND LEHNEN.

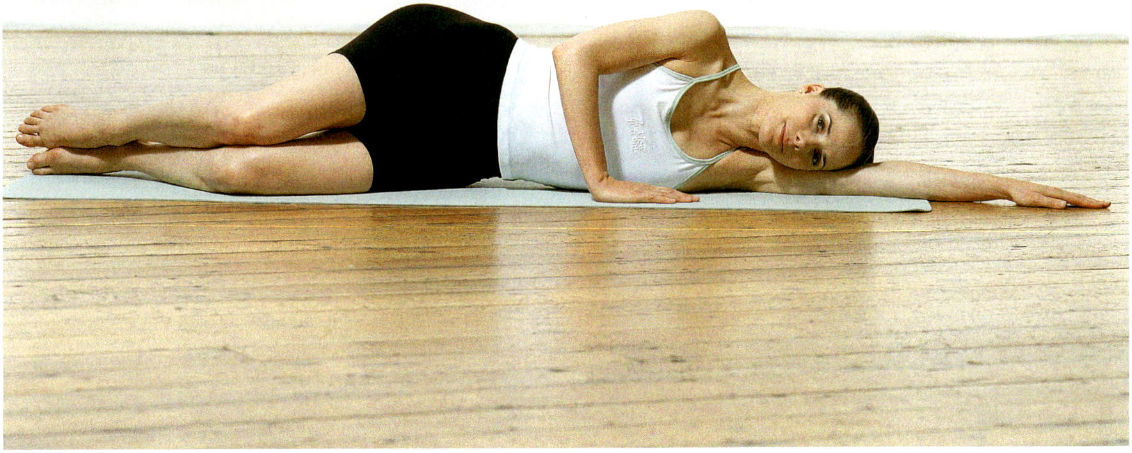

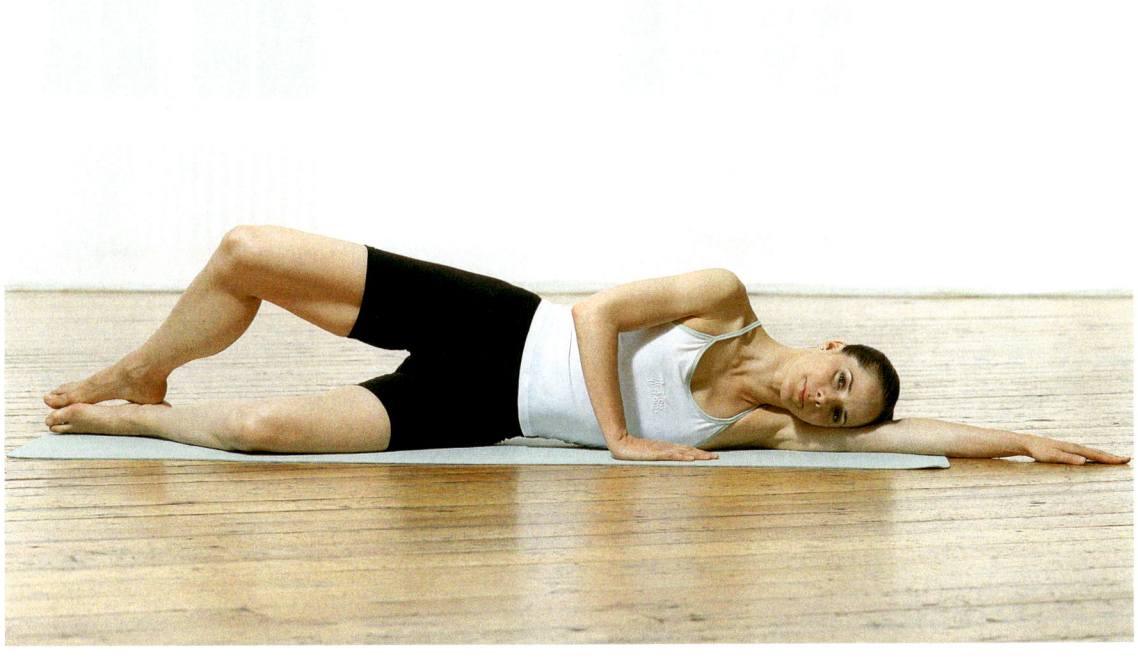

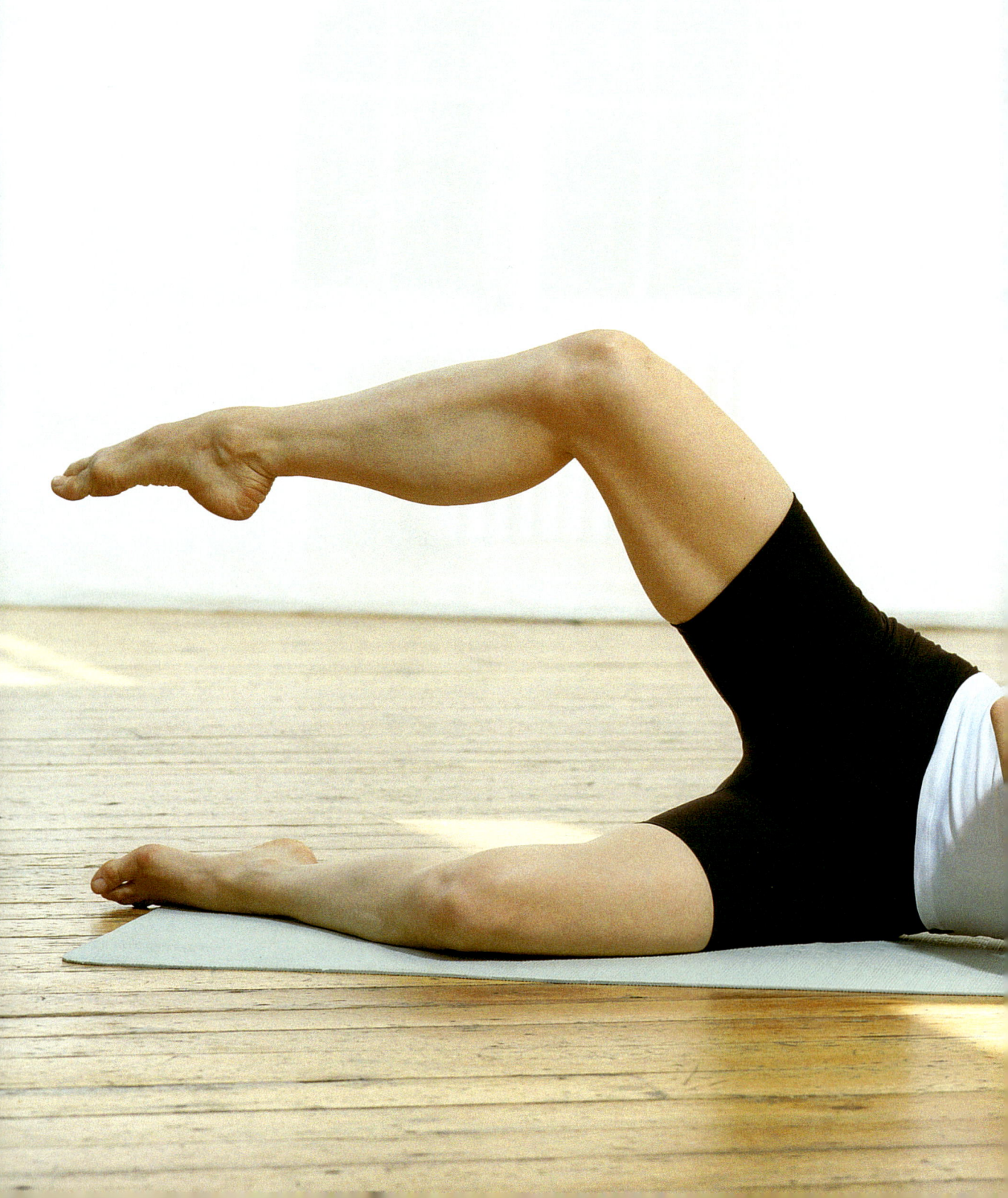

Clams (II)

1 Legen Sie sich mit angewinkelten
   Beinen auf eine Seite, die Füße
   liegen übereinander und auf
   einer Linie mit dem Rücken. Die
   Bauchmuskeln sind eingezogen.
   Der Kopf ruht auf dem unteren,
   gestreckten Arm. Die Hand des
   anderen Arms vor dem Körper
   aufstützen, um das Gleichgewicht
   zu halten.

2 Einatmen, die Taille nicht einsinken lassen und das obere Knie zur
   Decke strecken. Das Bein weiter
   in Richtung Hüfte heben. Ausatmen und das Bein senken, bis
   sich die Füße wieder berühren.

   Die Übung zehnmal mit dem
   einen und dann mit dem anderen
   Bein wiederholen.

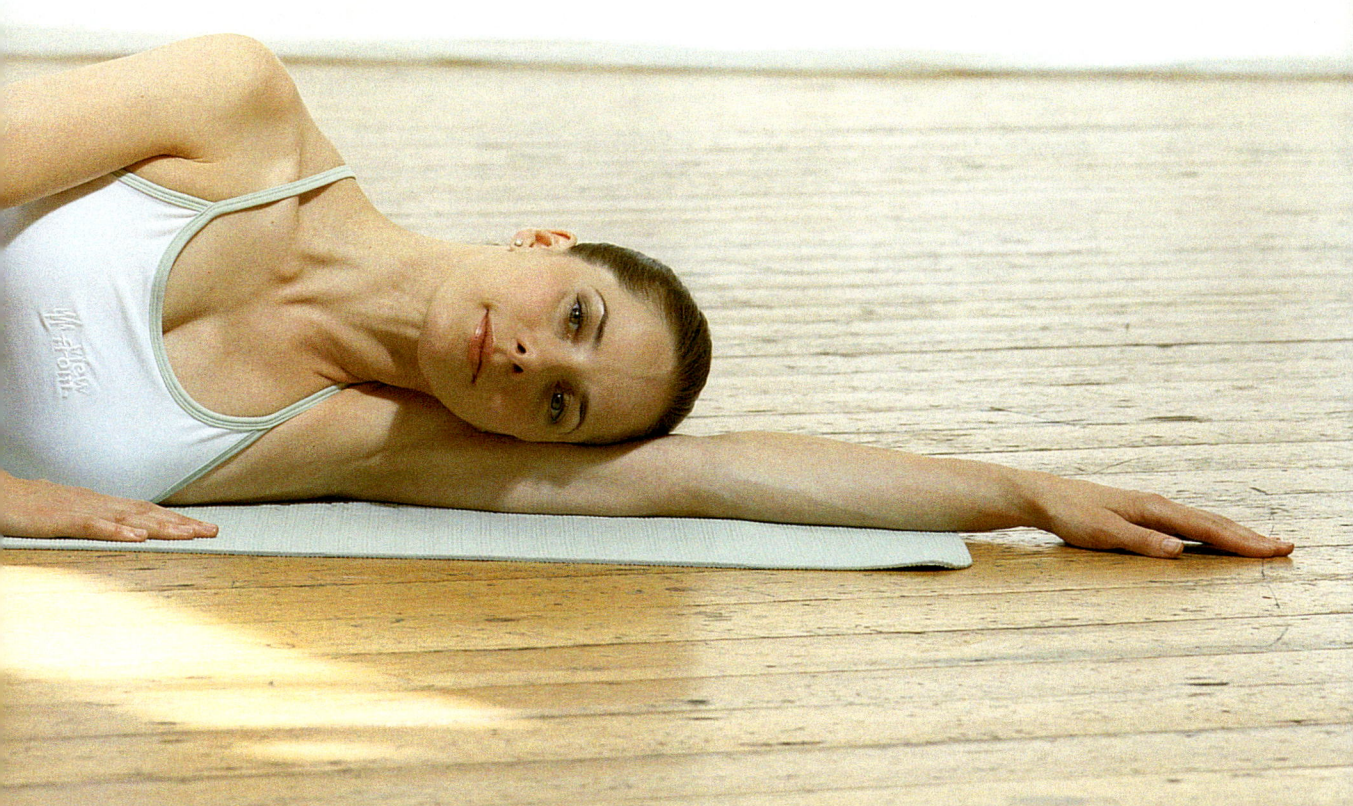

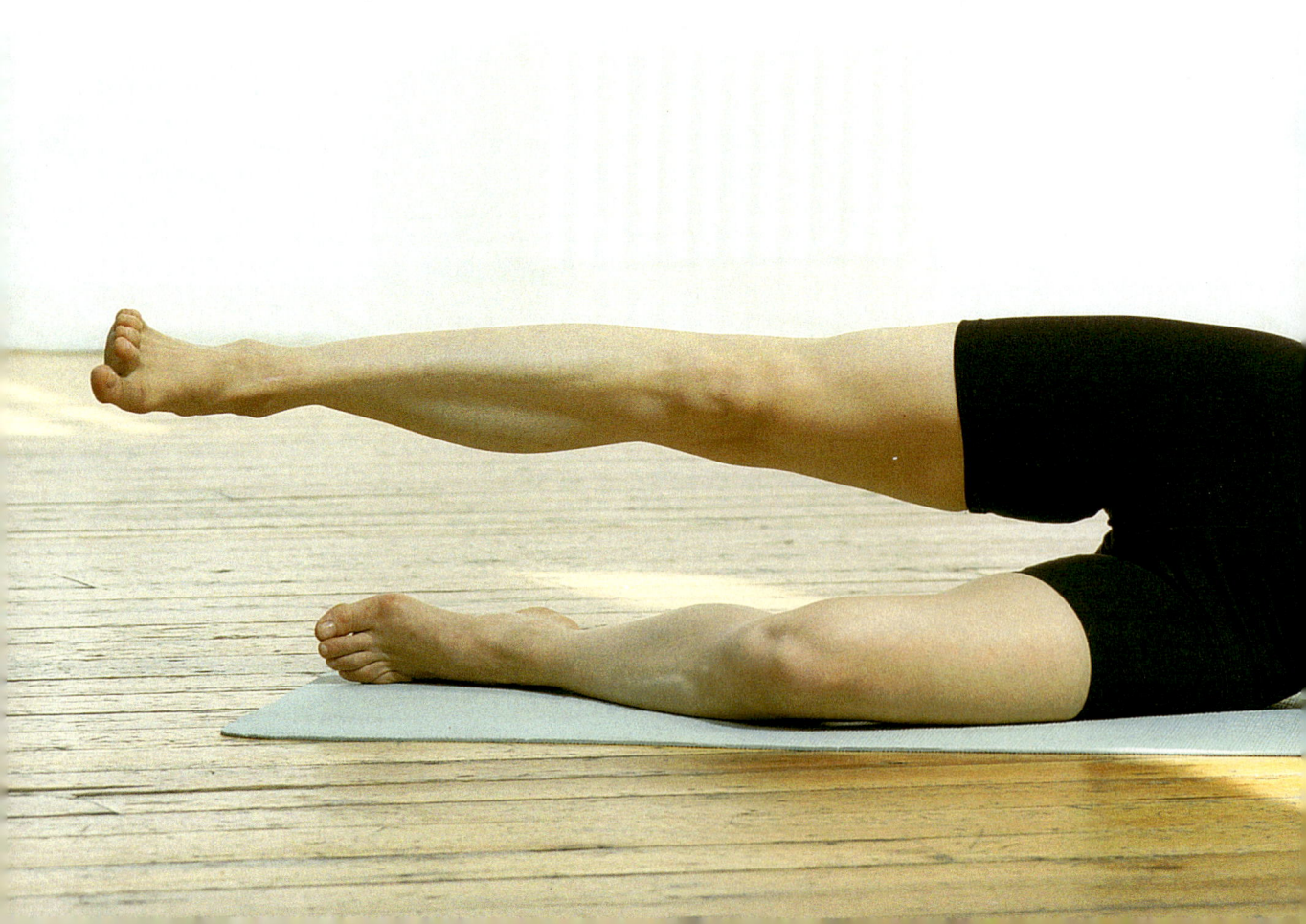

Ronde de Jambe

1 Legen Sie sich mit angewinkelten Beinen auf eine Seite, die Füße liegen übereinander und auf einer Linie mit dem Rücken. Die Bauchmuskeln sind eingezogen. Der Kopf ruht auf dem unteren, gestreckten Arm. Die Hand des anderen Arms vor dem Körper aufstützen, um das Gleichgewicht zu halten.

2 Normal weiteratmen, das obere Bein nur ein wenig bis auf Hüfthöhe heben und den Fuß anziehen.

3 In dieser Position mit dem Bein kleine Kreise in eine Richtung beschreiben und bis vier zählen.

4 In die Ausgangsposition zurückkehren, das Bein erneut heben, in die andere Richtung kreisen und dabei wieder bis vier zählen.

Die Übung fünfmal erst in die eine, dann in die andere Richtung absolvieren. Anschließend umdrehen und mit dem anderen Bein wiederholen.

Das *Beinkreisen* sorgt für rundherum straffe Oberschenkel.

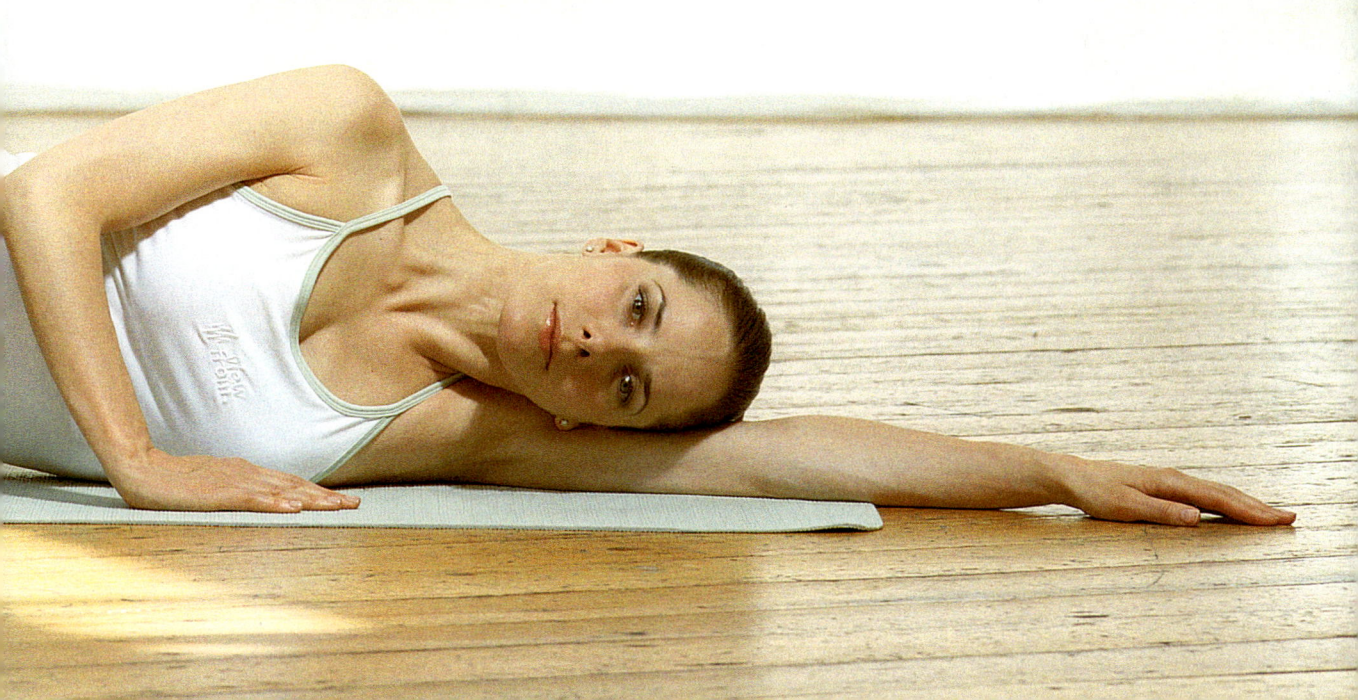

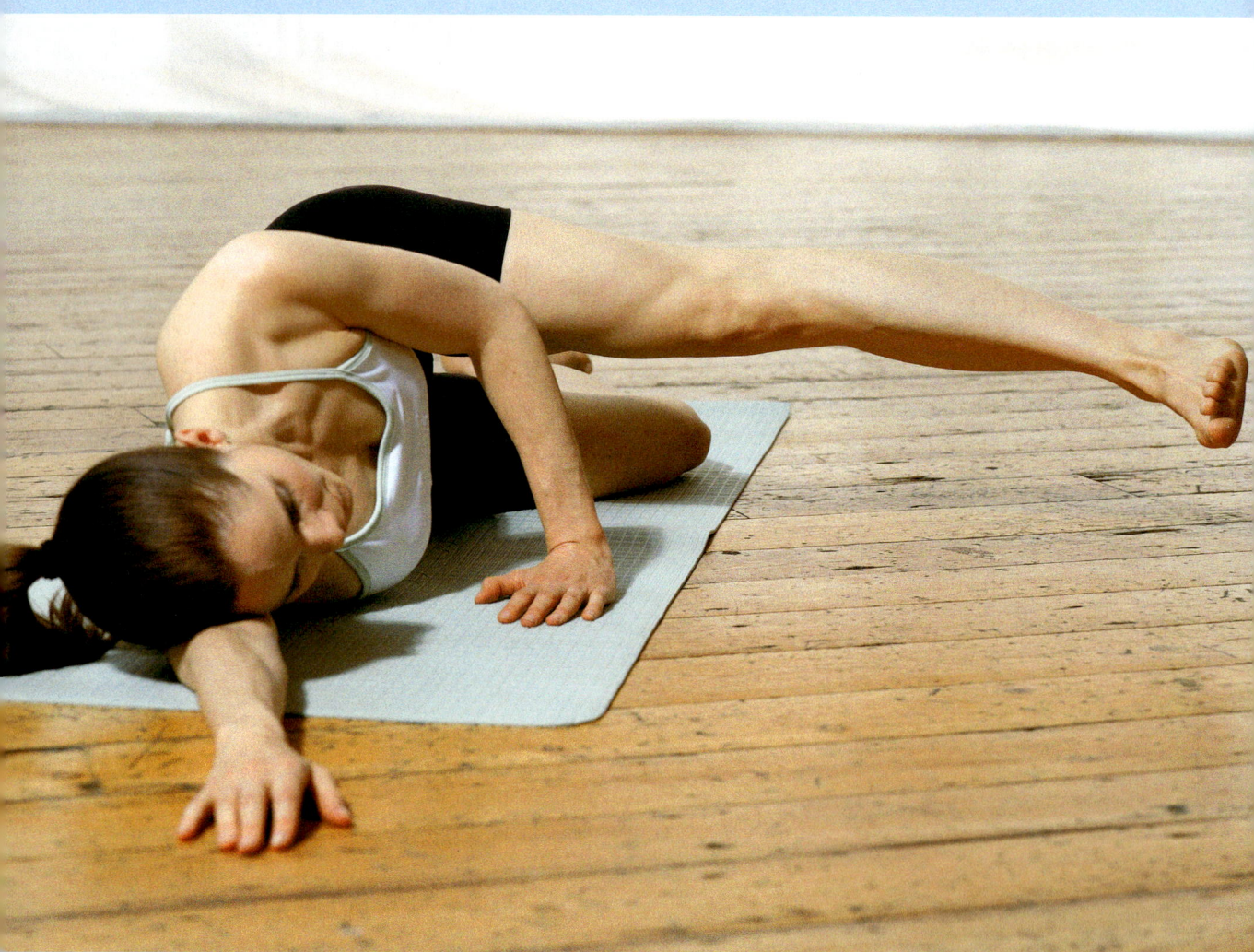

Scissors

Bei der *Schere* sind Bein- und
Bauchmuskeln gefragt, um
das Gleichgewicht zu halten.

1   Legen Sie sich auf die Seite. Das
    untere Bein ist leicht angewinkelt,
    der Fuß angezogen. Das obere
    Bein heben und nach vorn stre-
    cken, sodass Bein und Rumpf
    einen rechten Winkel bilden. Der
    untere Arm, auf dem der Kopf
    ruht, ist gestreckt, die Hand des
    anderen Arms ist vor dem Körper
    aufgestützt, um das Gleich-
    gewicht zu halten.

2   Normal weiteratmen, das obere
    Bein heben, sodass es parallel
    zum Boden ist. Die Pomuskeln
    anspannen und das Bein aus
    dem Hüftgelenk heraus langsam
    über das untere Bein und dann
    wieder nach vorn bringen.

Die Übung fünfmal erst mit
dem einen und dann mit dem
anderen Bein wiederholen.

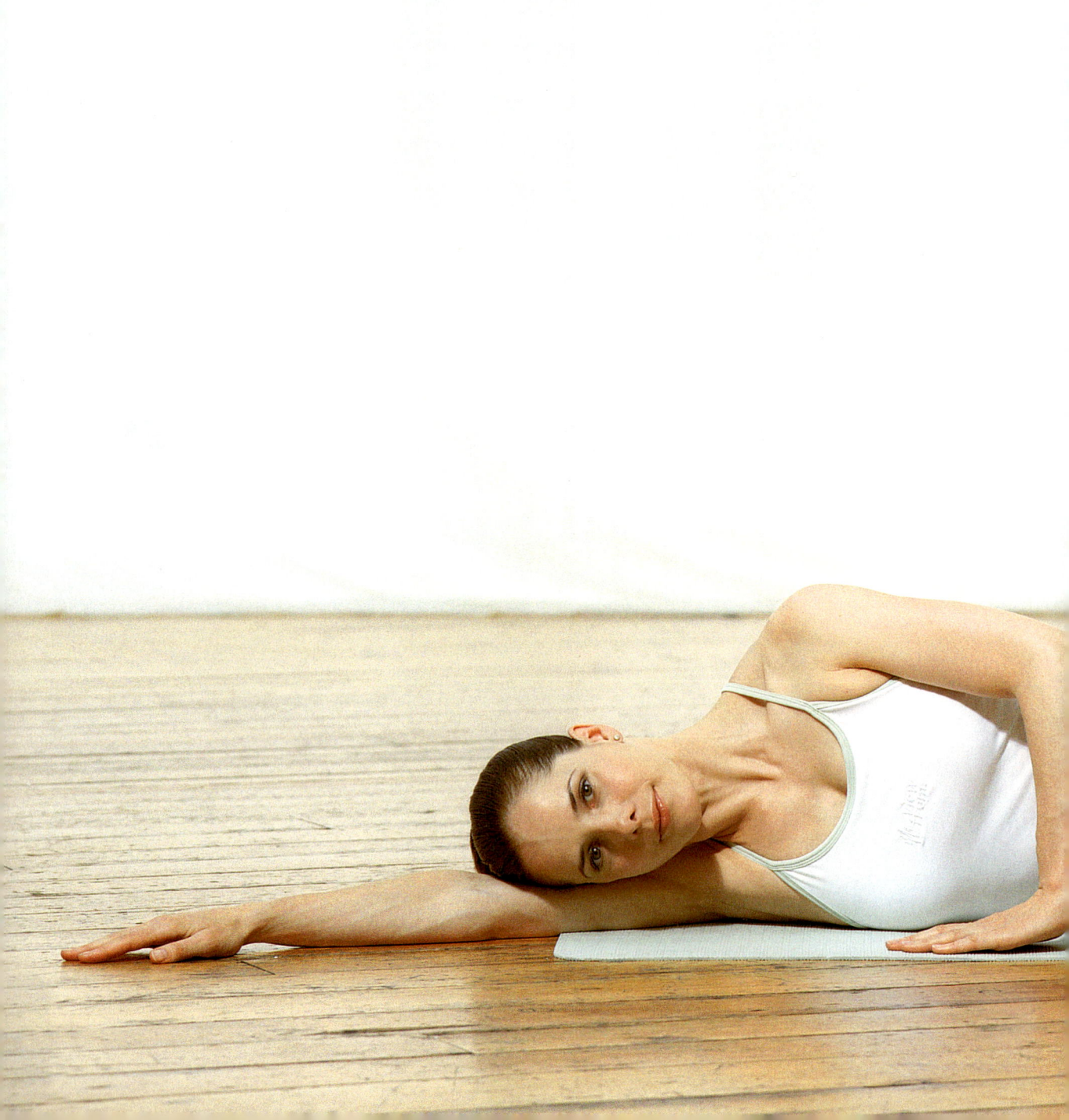

Double Leg Lift

1 Legen Sie sich auf eine Seite, die
   Beine sind gestreckt und befinden
   sich ein Stückchen vor dem Körper,
   sodass Sie Ihre Füße sehen können.
   Der Kopf ruht auf dem unteren
   gestreckten Arm, während die Hand
   des anderen Arms vor dem Körper
   aufgestützt ist, um das Gleichgewicht
   zu halten. Die Bauchmuskeln einziehen, um den Rücken zu stützen.

2 Beide Beine mit angezogenen Füßen
   heben. Kurz halten und dann langsam in die Ausgangsposition zurückkehren. Die gesamte Übung sollte so
   lange dauern, bis Sie bis vier gezählt
   haben.

   Die Übung fünfmal erst auf der
   einen und dann auf der anderen
   Seite wiederholen.

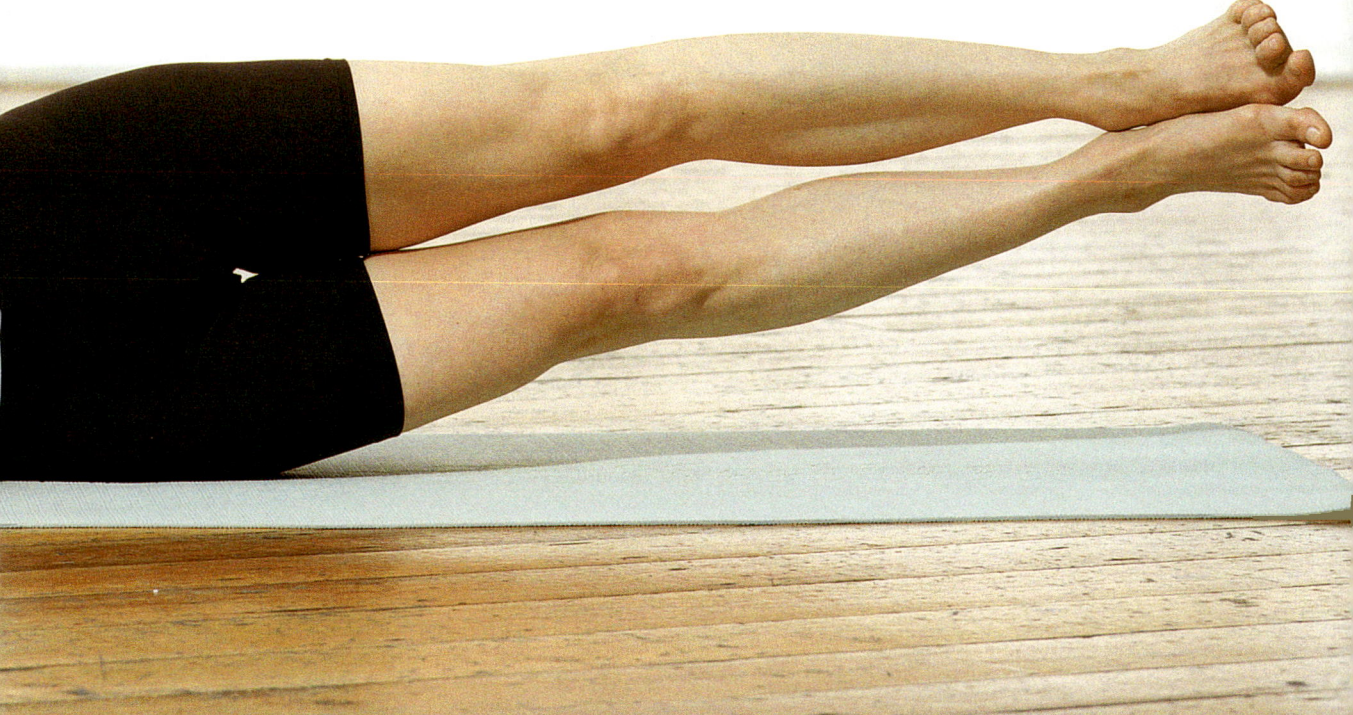

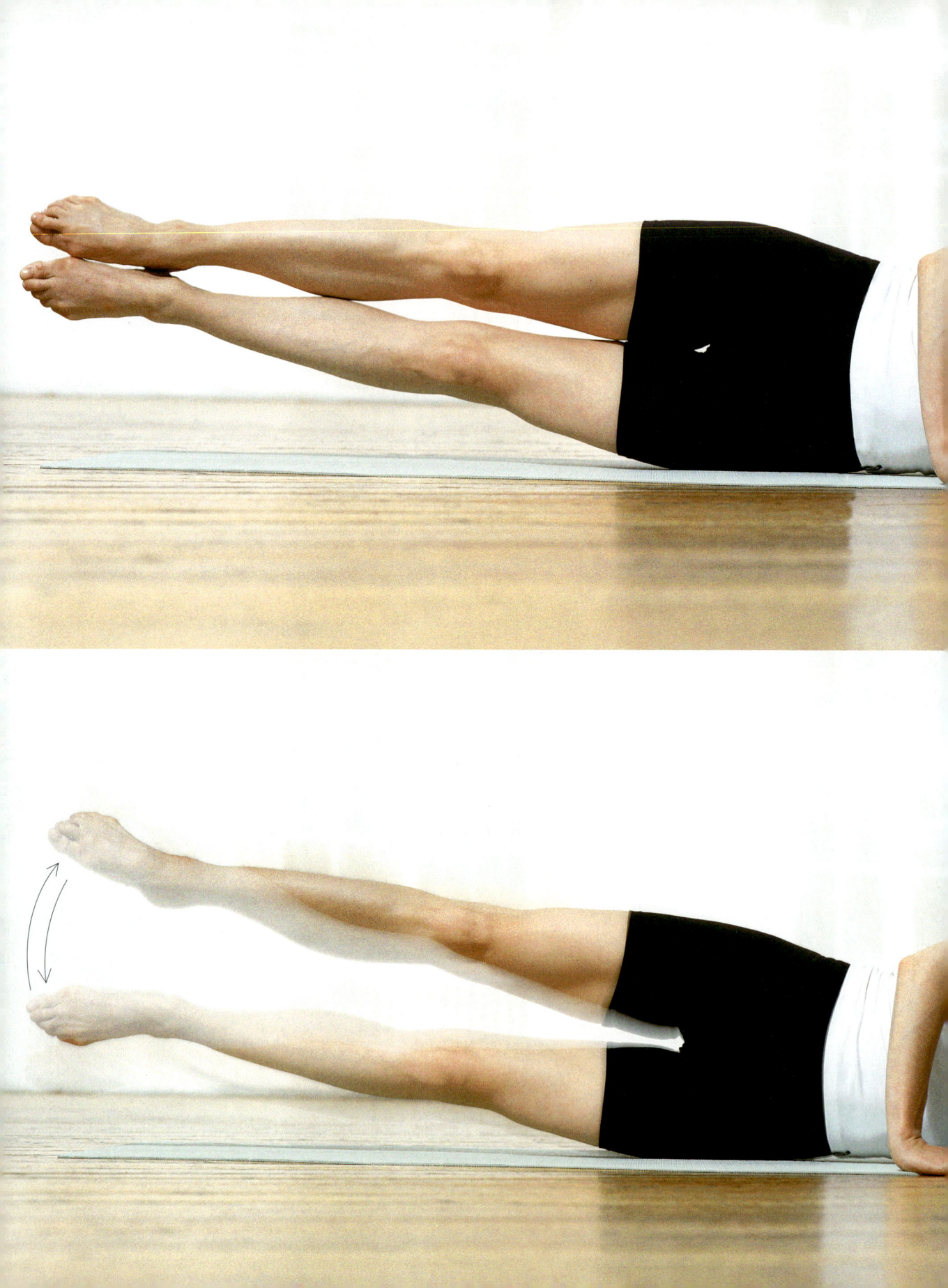

Leg Beats

1 Legen Sie sich auf die Seite. Die Beine sind gestreckt und bilden mit dem Oberkörper eine Linie. Der Kopf ruht auf dem gestreckten unteren Arm, während die Hand des anderen Arms vor dem Körper aufgestützt ist, um das Gleichgewicht zu halten.

2 Einatmen, die Bauchmuskeln einziehen, beide Beine zehn Zentimeter anheben, ausatmen.

3 Beide Beine oben lassen, einatmen, und die Beine zehnmal ein wenig öffnen und wieder schließen. Dabei ganz normal weiteratmen. Beide Beine wieder ablegen.

Die Übung auf der anderen Seite wiederholen.

Die *Beinschläge* sorgen für straffe Oberschenkelinnenseiten.

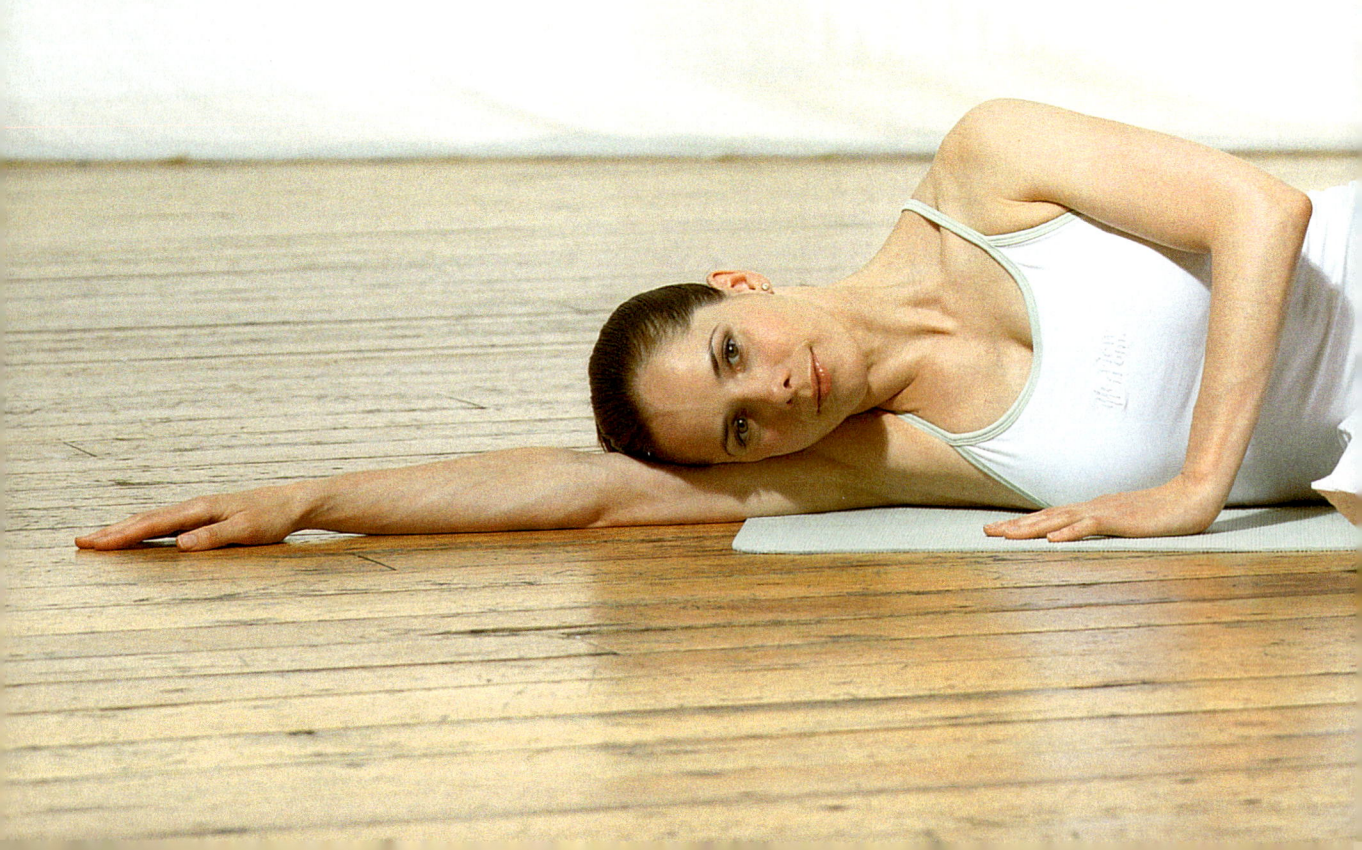

Inside Thigh Lifts (I)

1   Legen Sie sich auf die Seite, das
    obere Bein ist angewinkelt und
    ruht mit dem Knie auf einem
    Kissen vor dem Körper. Das
    untere Bein ist gestreckt. Mit der
    Hüfte nicht nach vorn kippen, sie
    bildet mit der Wirbelsäule eine
    Ebene. Der Kopf ruht auf dem
    unteren gestreckten Arm, die
    Hand des anderen Arms ist vor
    dem Körper aufgestützt, um das
    Gleichgewicht zu halten.

2   Das untere Bein lang machen
    und mit angezogenem Fuß
    heben. Die Position halten und
    bis zehn zählen.

    Umdrehen und die Übung mit
    dem anderen Bein wiederholen.

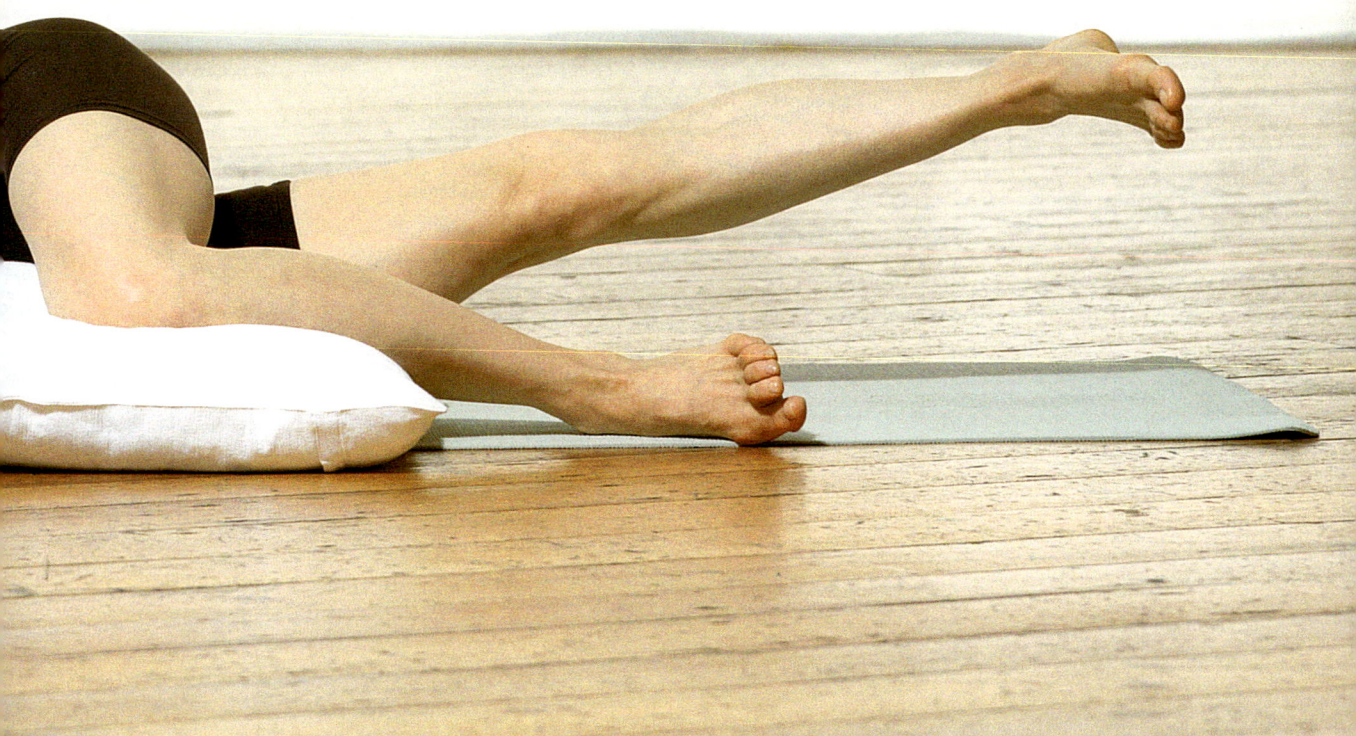

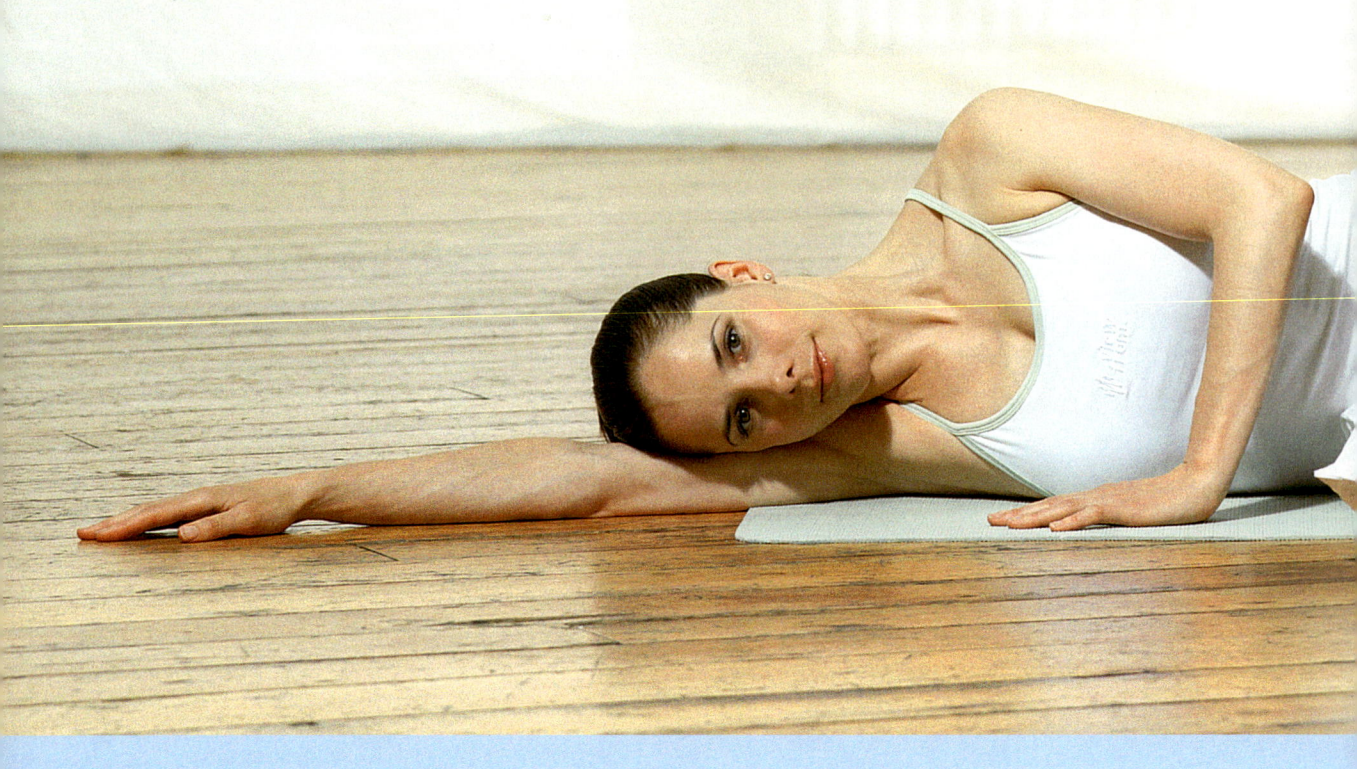

Inside Thigh Lifts (II)

1   Legen Sie sich auf die Seite, das obere
    Bein ist angewinkelt und ruht mit dem
    Knie auf einem Kissen vor dem Körper.
    Das untere Bein ist gestreckt. Die Hüfte
    nicht nach vorn kippen lassen, sie bildet
    mit der Wirbelsäule eine Ebene. Der
    Kopf ruht auf dem unteren gestreckten
    Arm, die Hand des anderen Arms ist
    vor dem Körper aufgestützt, um das
    Gleichgewicht zu halten.

2   Das untere Bein lang machen und mit
    angezogenem Fuß heben. Mit dem Bein
    fünf kleine Kreise erst in die eine, dann
    in die andere Richtung beschreiben.

    Umdrehen und die Übung mit dem
    anderen Bein wiederholen.

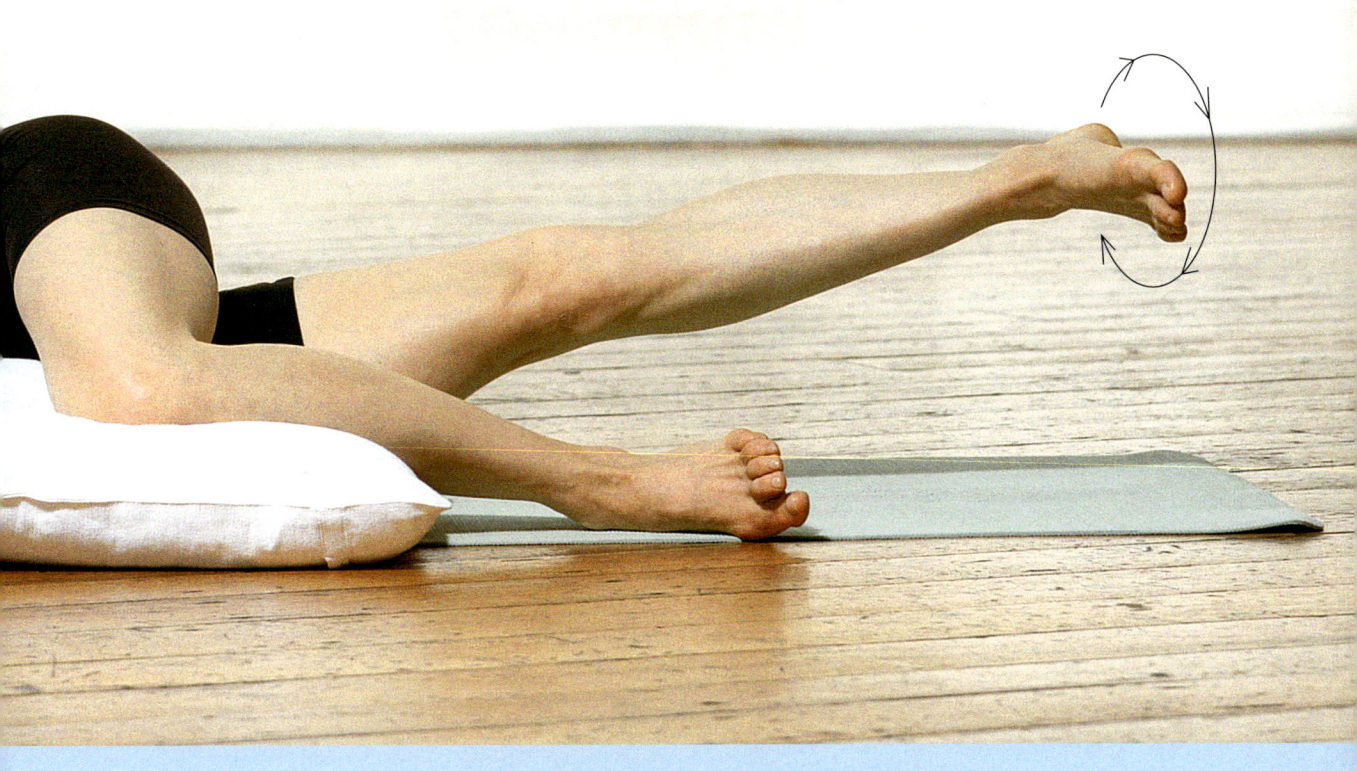

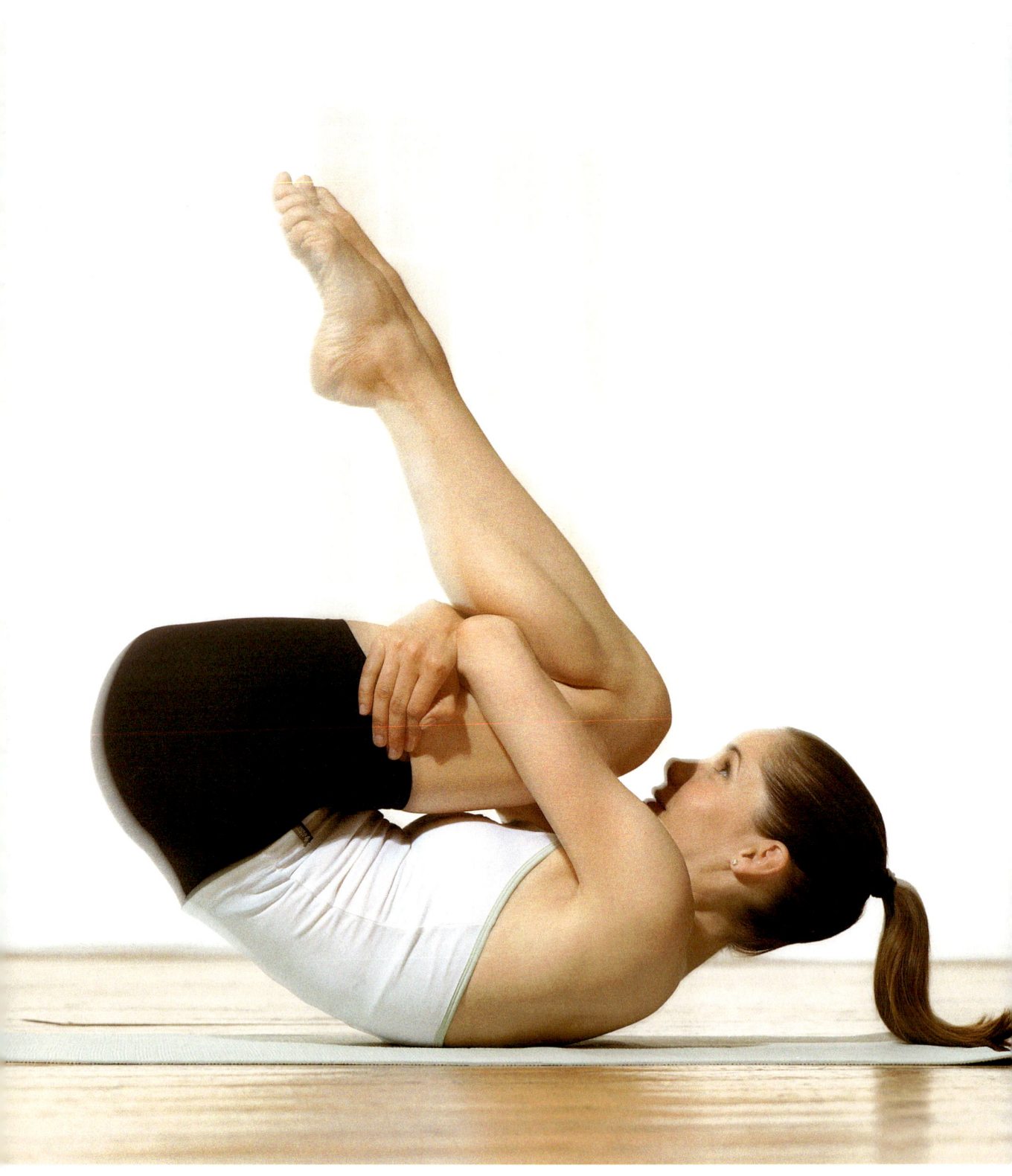

Roll Like a Ball

Die Übung *Rollen wie ein Ball* ist eine fantastische Wirbelsäulenmassage.

1 Für diese Übung brauchen Sie eine Matte. Setzen Sie sich mit angewinkelten Beinen auf das Mattenende, die Füße sind geschlossen. Die Arme um die Oberschenkel schlingen, die Füße von der Matte heben und den Körper auf dem Steißbein balancieren. Das Kinn an die Brust ziehen und den Körper wie einen Ball zusammenrollen.

2 In dieser Position einatmen, den Nabel in Richtung Wirbelsäule ziehen, nach hinten rollen und die Knie mitnehmen. Der Kopf bleibt eingezogen. Nicht bis auf den Nacken nach hinten rollen.

3 Ausatmen und mit Hilfe der Bauchmuskeln nach vorn rollen. Dann einatmen und wieder zurückrollen.

Die Rollbewegung zehnmal wiederholen, ohne dass die Füße den Boden berühren.

TIPP

NOCH LEICHTER WIRD ES, WENN SIE MIT DEN ARMEN NICHT DIE OBERSCHENKEL, SONDERN DIE KNIE UMFASSEN.

Auch die Armübungen spielen bei der Pilates-Methode eine große Rolle. Sie straffen nicht nur die Oberarme inklusive Bizeps und Trizeps, sondern lindern auch Verspannungen in Nacken, Schultern und oberem Rücken. Außerdem dehnen sie die Brustmuskulatur, was wiederum hängenden Schultern und einem eingesunkenen Brustkorb entgegenwirkt.

Achten Sie bei den folgenden Übungen stets darauf, die Schultern sowie den Brustkorb unten zu lassen. Wenn Sie die Arme hinter den Körper bringen, nie ins

Hohlkreuz gehen und auch nicht die Schulterblätter zusammenziehen! Die Arme sind stets bis in die Fingerspitzen gestreckt.

Wenn Ihre Arme kreisen, sollte die Bewegung immer aus den Schulter- und nicht aus den Handgelenken erfolgen. Um ein Gespür dafür zu bekommen, legen Sie die linke Hand auf den rechten Oberarm. Wenn Sie nun den rechten Arm nach außen drehen, versuchen Sie, die Armoberseite so weit mitzudrehen, bis sie ebenfalls zur Seite zeigt

Armübungen

Hundreds für die Oberarme

1   Stellen Sie sich aufrecht vor
    einen Spiegel, die Beine sind
    hüftbreit auseinander und leicht
    gebeugt. Die Schultern sind
    unten und die Bauchmuskeln
    eingezogen. Die Arme hängen
    seitlich herab, die Handflächen
    zeigen nach hinten.

2   Die gestreckten Arme so weit wie
    möglich nach hinten drücken
    und dann zwanzigmal rasch vor
    und zurück bewegen und dabei
    ganz normal weiteratmen. Mit
    der Zeit auf hundertmal steigern.

TIPP

STELLEN SIE SICH WÄH-
REND DER HUNDERT
VOR, SIE WÜRDEN IM
WASSER STEHEN UND
DIE ARME GEGEN DEN
WASSERWIDERSTAND
BEWEGEN.

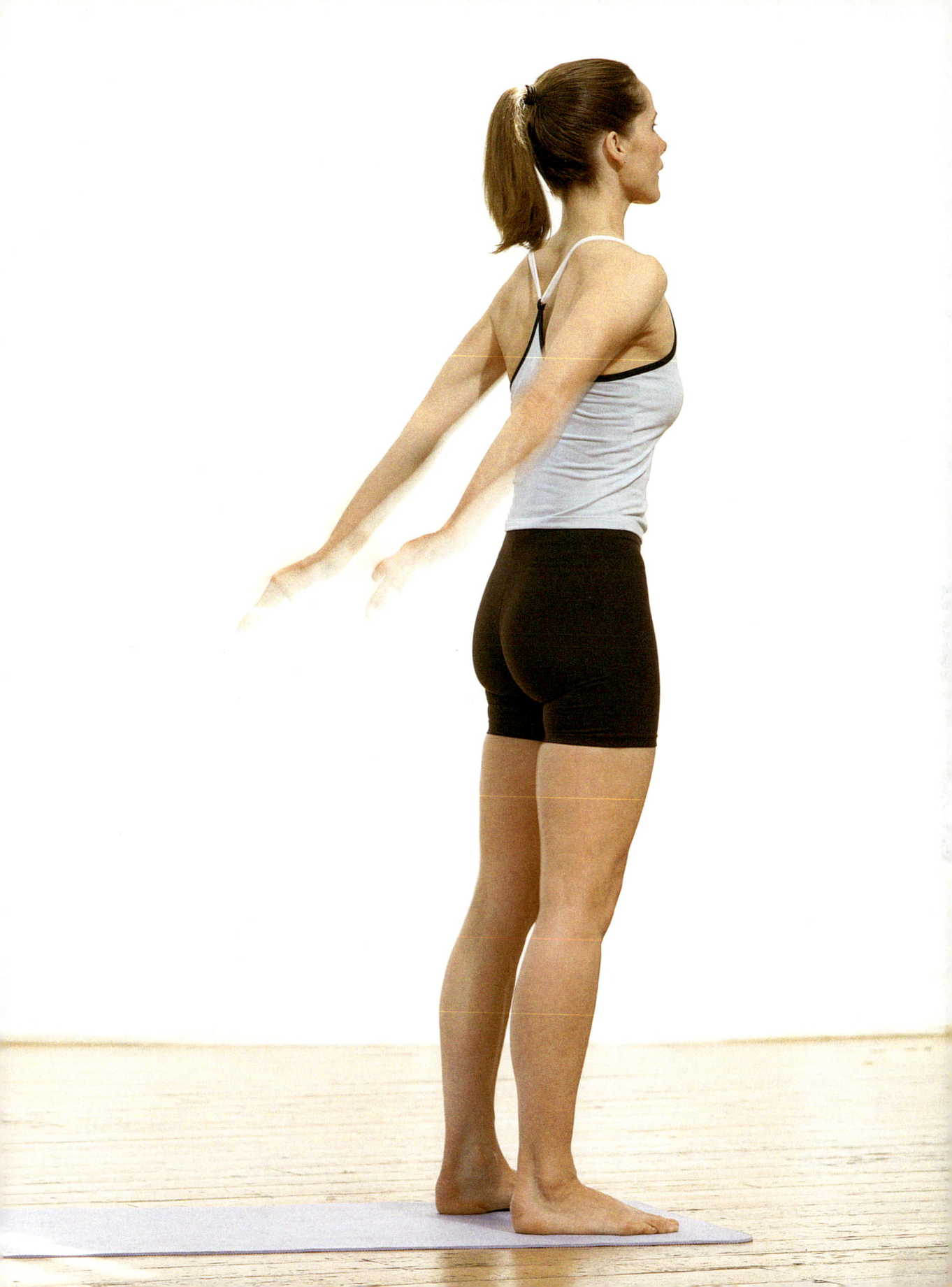

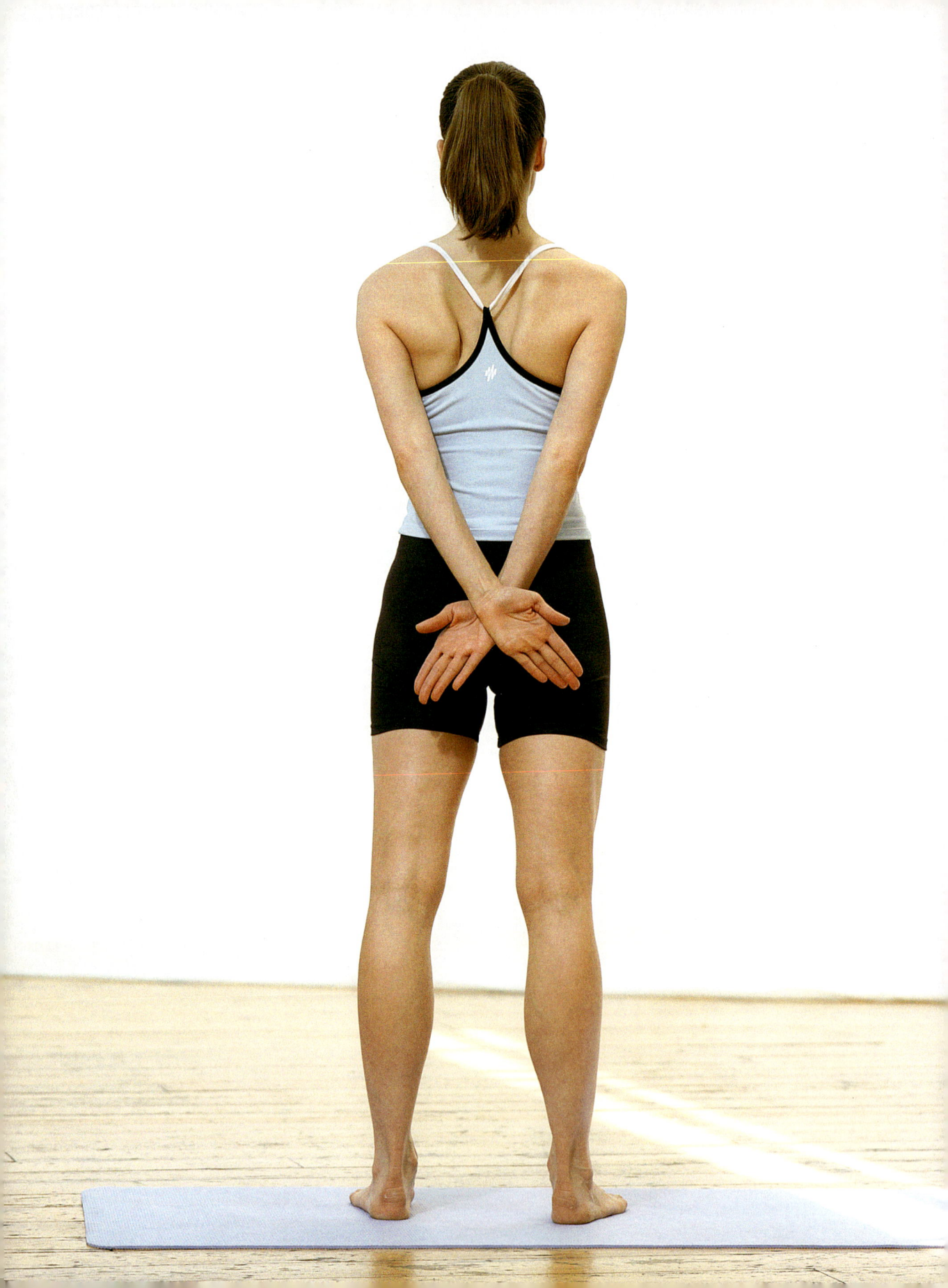

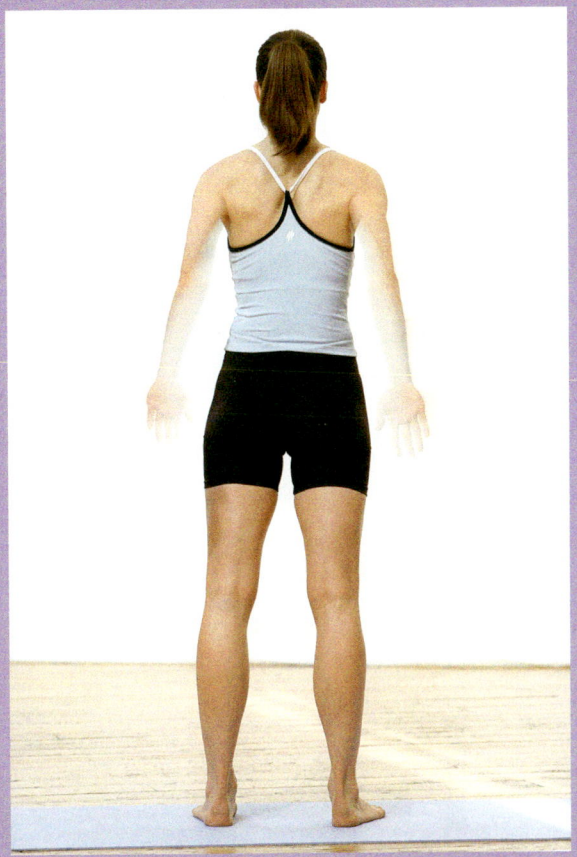

Beating Hundreds

1   Stellen Sie sich aufrecht vor einen
    Spiegel, die Beine sind hüftbreit
    auseinander und leicht gebeugt.
    Die Schultern sind unten und die
    Bauchmuskeln eingezogen. Die
    Arme hängen seitlich herab, die
    Handflächen zeigen nach hinten.

2   Die gestreckten Arme so weit wie
    möglich nach hinten drücken.
    Die Hände hinter dem Rücken
    kreuzen, dann zur Seite schwingen
    und wieder kreuzen. Diese Bewe-
    gung kontrolliert zwanzigmal aus-
    führen. Die Hände so kreuzen,
    dass sich abwechselnd erst die
    eine und dann die andere Hand
    oben befindet.

    Die Übung möglichst hundertmal
    wiederholen.

Diese und die vorhergehende
Übung beugen den von vielen
Frauen gefürchteten schlaffen
Oberarmen vor. Ich absolviere
die beiden *Hundert*-Varianten
sooft ich kann.

Waist Twist

1   Stellen Sie sich aufrecht vor einen
    Spiegel, die Beine sind hüftbreit
    auseinander und leicht gebeugt.
    Die Schultern sind unten und die
    Bauchmuskeln eingezogen. Die
    Arme hängen seitlich herab, die
    Handflächen zeigen nach hinten.

2   Die Arme ganz schwer machen, den
    Oberkörper aus der Taille heraus
    nach links oder rechts drehen, wäh-
    rend die Hüften und der Kopf weiter-
    hin nach vorn zeigen. Die Arme in
    einem perfekten Halbkreis vor und
    hinter den Körper schwingen.

3   Den Oberkörper langsam je einmal
    nach links und rechts drehen und
    die Übung dann dreimal schneller
    wiederholen. Bei den zwei langsa-
    men und den drei schnellen Dre-
    hungen jeweils bis zwei zählen.

    Die Übung zehnmal wiederholen.

Die *Taillendrehung* trainiert
Taille wie Bauch und sorgt für
eine schlanke Körpermitte.

> **TIPP**
>
> STELLEN SIE SICH VOR,
> IHRE FINGERSPITZEN WÜR-
> DEN EINEM HULA-HOOP-
> REIFEN FOLGEN.

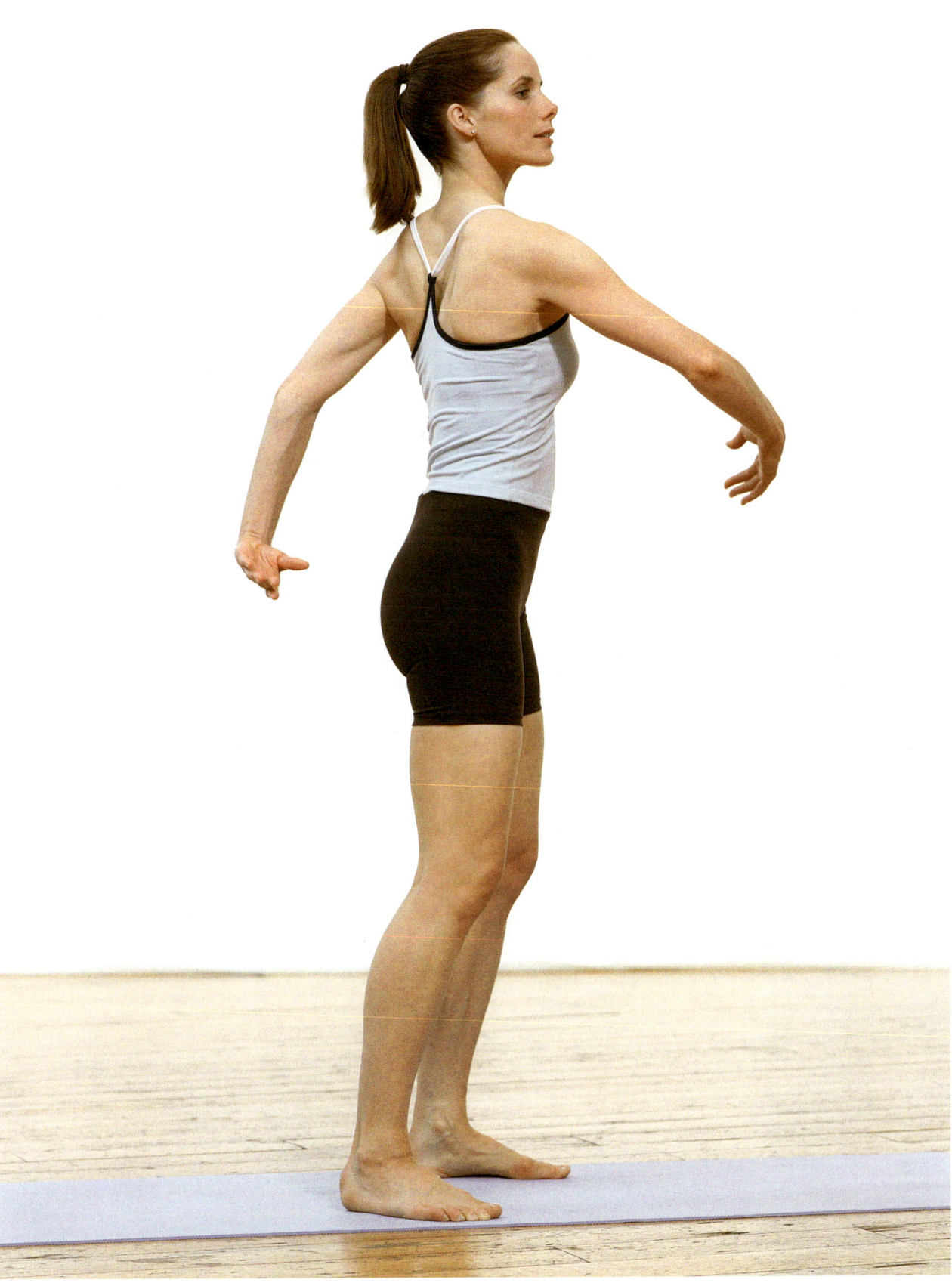

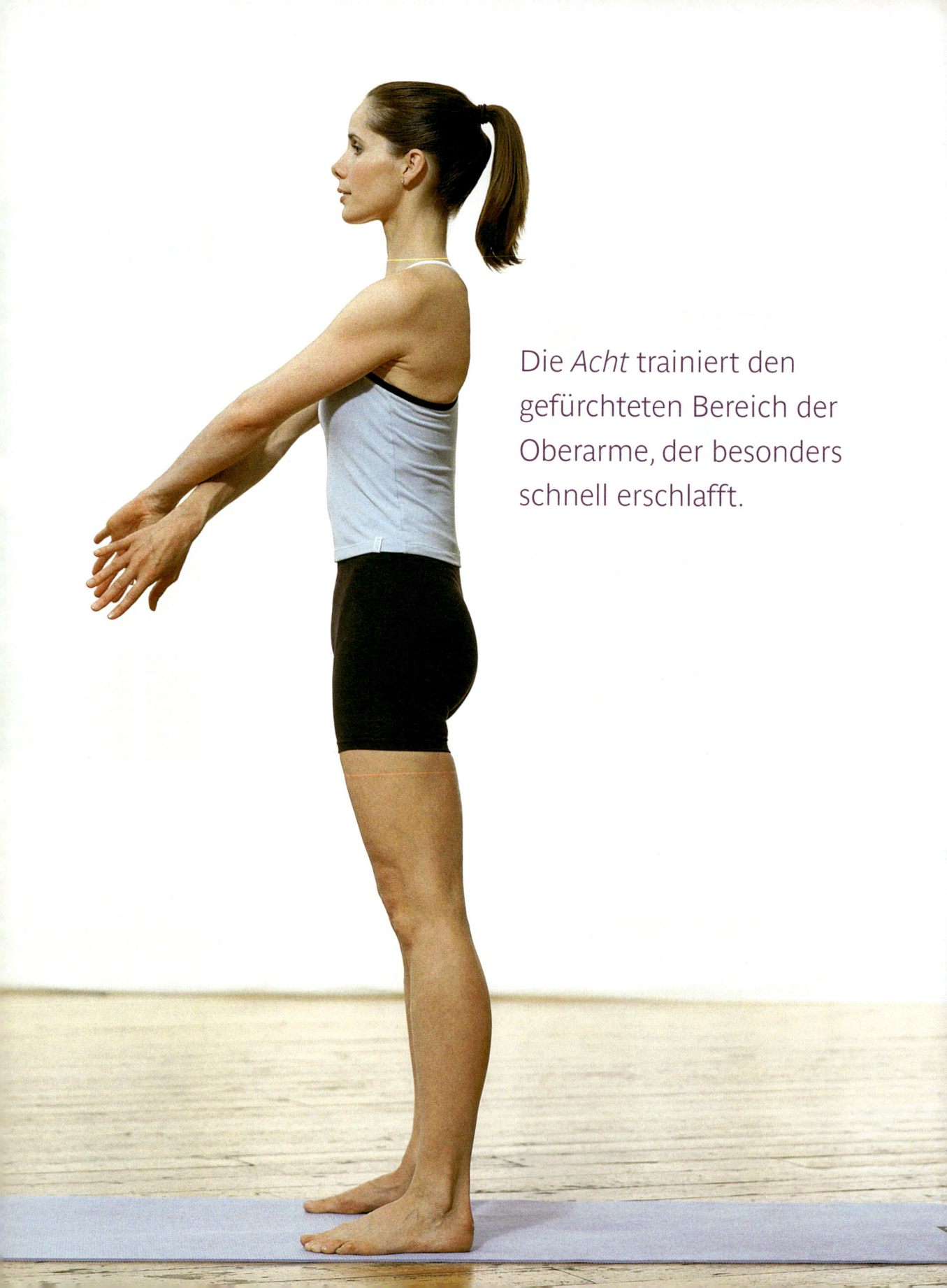

Die *Acht* trainiert den gefürchteten Bereich der Oberarme, der besonders schnell erschlafft.

Figures of Eight

1 Stellen Sie sich aufrecht vor einen Spiegel, die Beine sind hüftbreit auseinander und leicht gebeugt. Die Arme hängen seitlich herab, die Bauchmuskeln sind eingezogen.

2 Einatmen und die gestreckten Arme vor dem Körper kreuzen, die Handflächen zeigen zueinander, berühren sich aber nicht. Jetzt die Arme drehen, bis die Handflächen nach oben zeigen. Die Schultern bleiben unten, während Sie beide Arme zur Seite und so weit wie möglich hinter den Körper schwingen.

3 Nun die Arme so drehen, dass die Handflächen nach hinten zeigen und wieder in die Ausgangsposition zurückschwingen.

4 Auf eine fließende Bewegung achten. Beide Arme sollten eine große Acht beschreiben.

Die Übung zehnmal wiederholen.

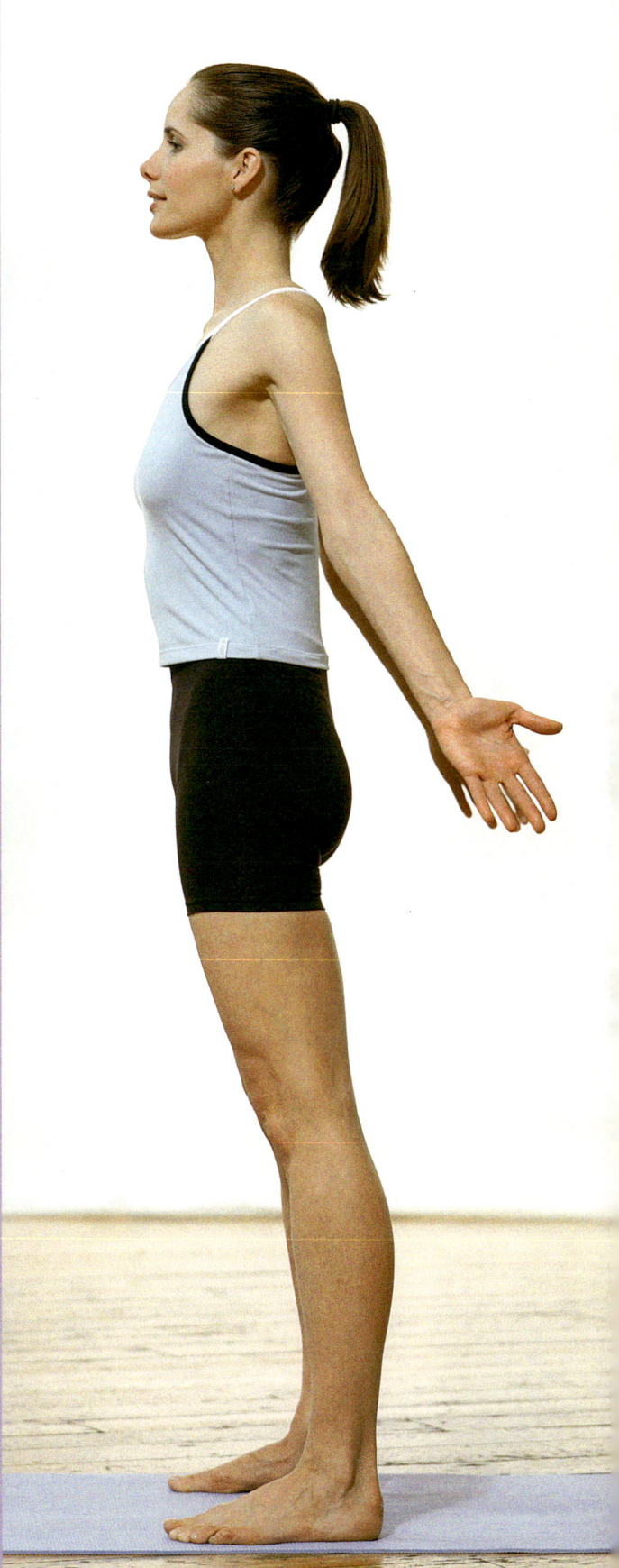

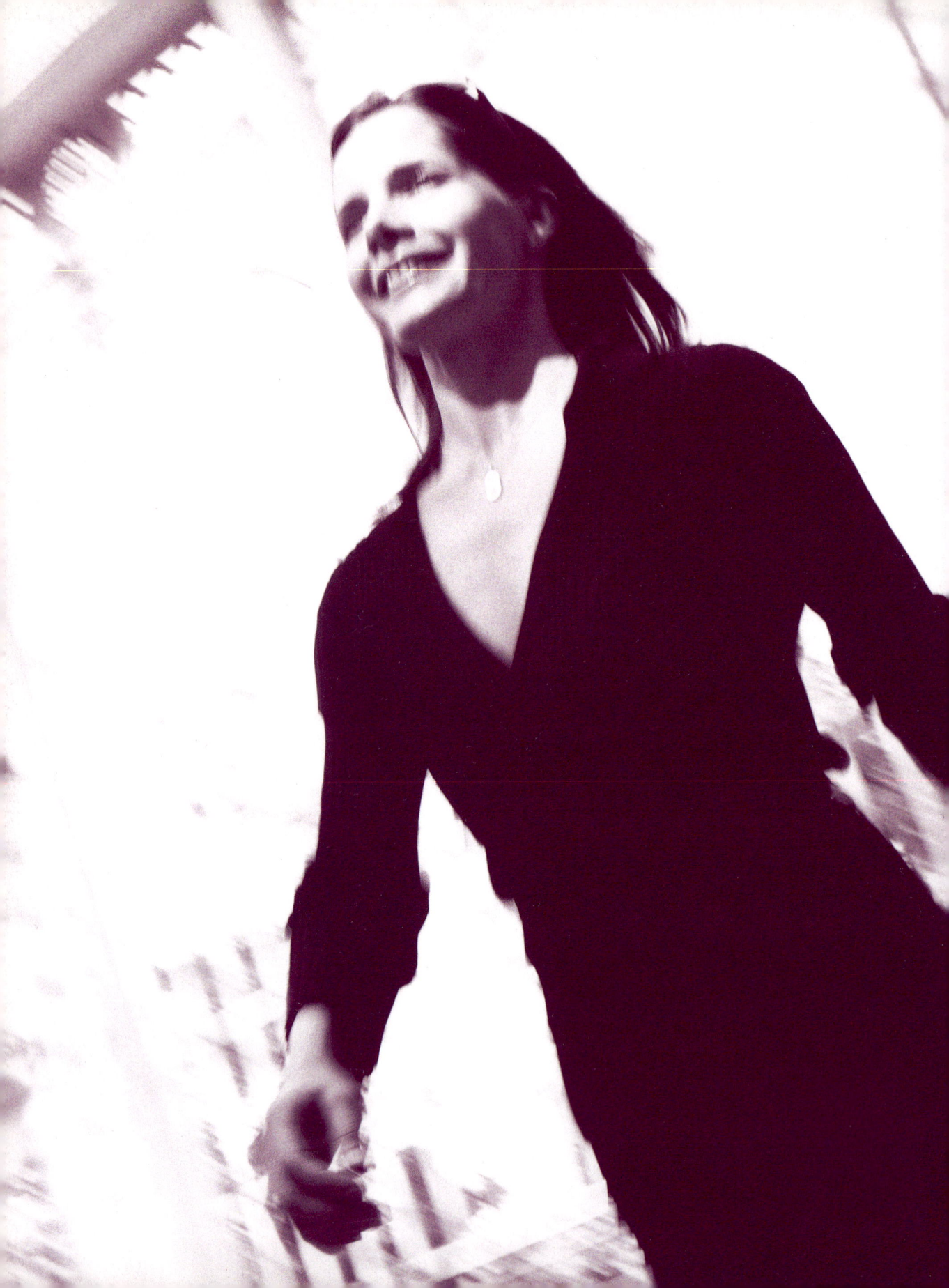

WARM-DOWN

Nach dem Training auf keinen Fall das Dehnen vergessen! Nur so können sich Ihre Muskeln tatsächlich entspannen. Außerdem beugen Sie auf diese Weise dem gefürchteten Muskelkater vor, der von einem Milchsäureüberschuss in den Muskeln verursacht wird. Die Warm-down-Übungen niemals hastig ausführen: Jeder Muskel muss mindestens 30 Sekunden lang gedehnt werden, damit das Stretching wirklich effektiv ist.

Side-Stretch

1 Für die Seitdehnung stellen Sie sich aufrecht hin, die Füße sind hüftbreit auseinander und die Bauchmuskeln eingezogen. Die Rippen streben nach unten (stellen Sie sich vor, sie würden an der Körpervorderseite heruntergleiten).

2 Einatmen und mit einer Hand langsam bis zum Knie hinabgleiten, der Kopf geht dabei mit. Position halten und bis sechs zählen.

3 Ausatmen und in die Ausgangshaltung zurückkehren.

Die Übung fünfmal zur einen und dann zur anderen Seite wiederholen.

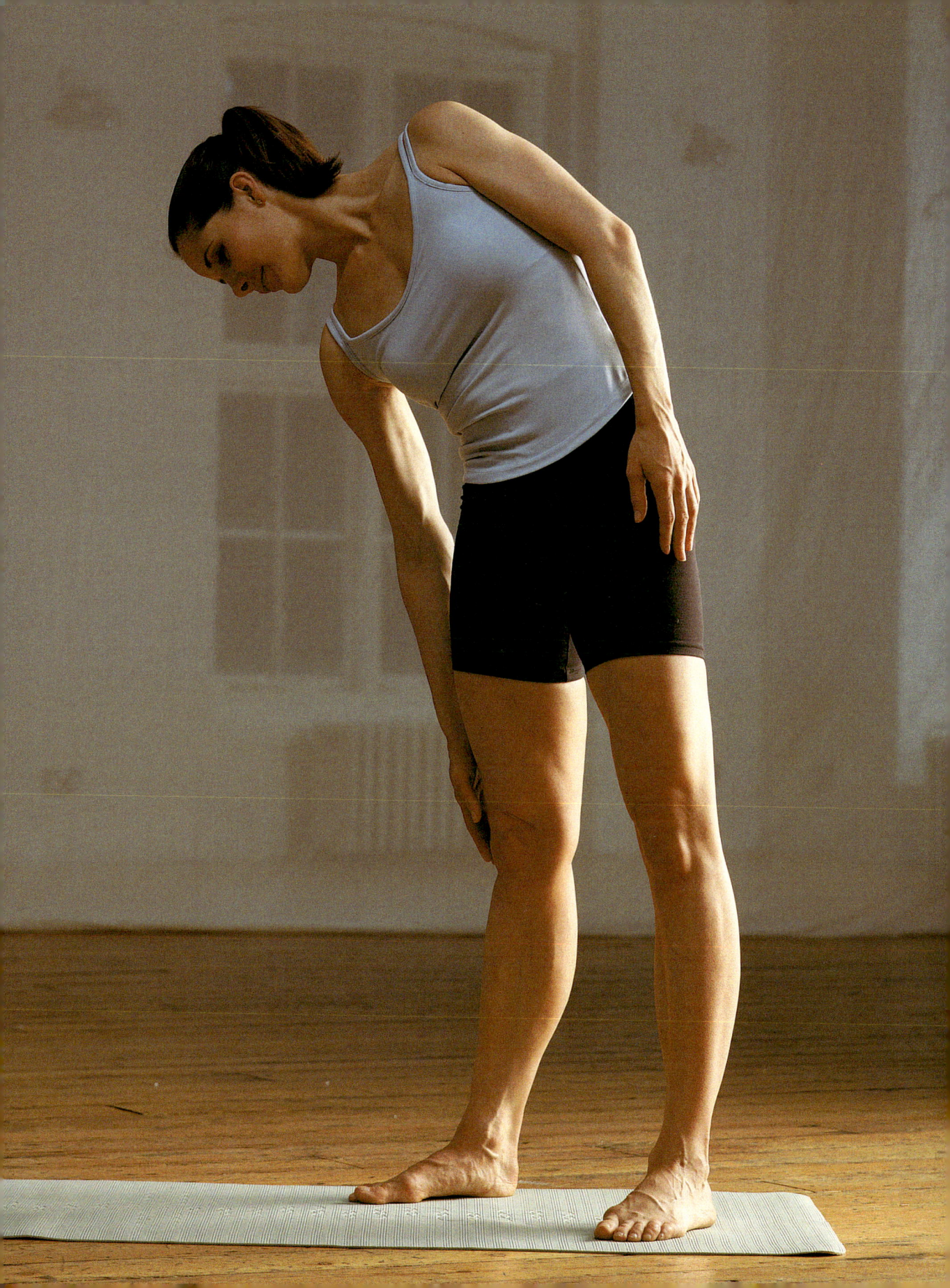

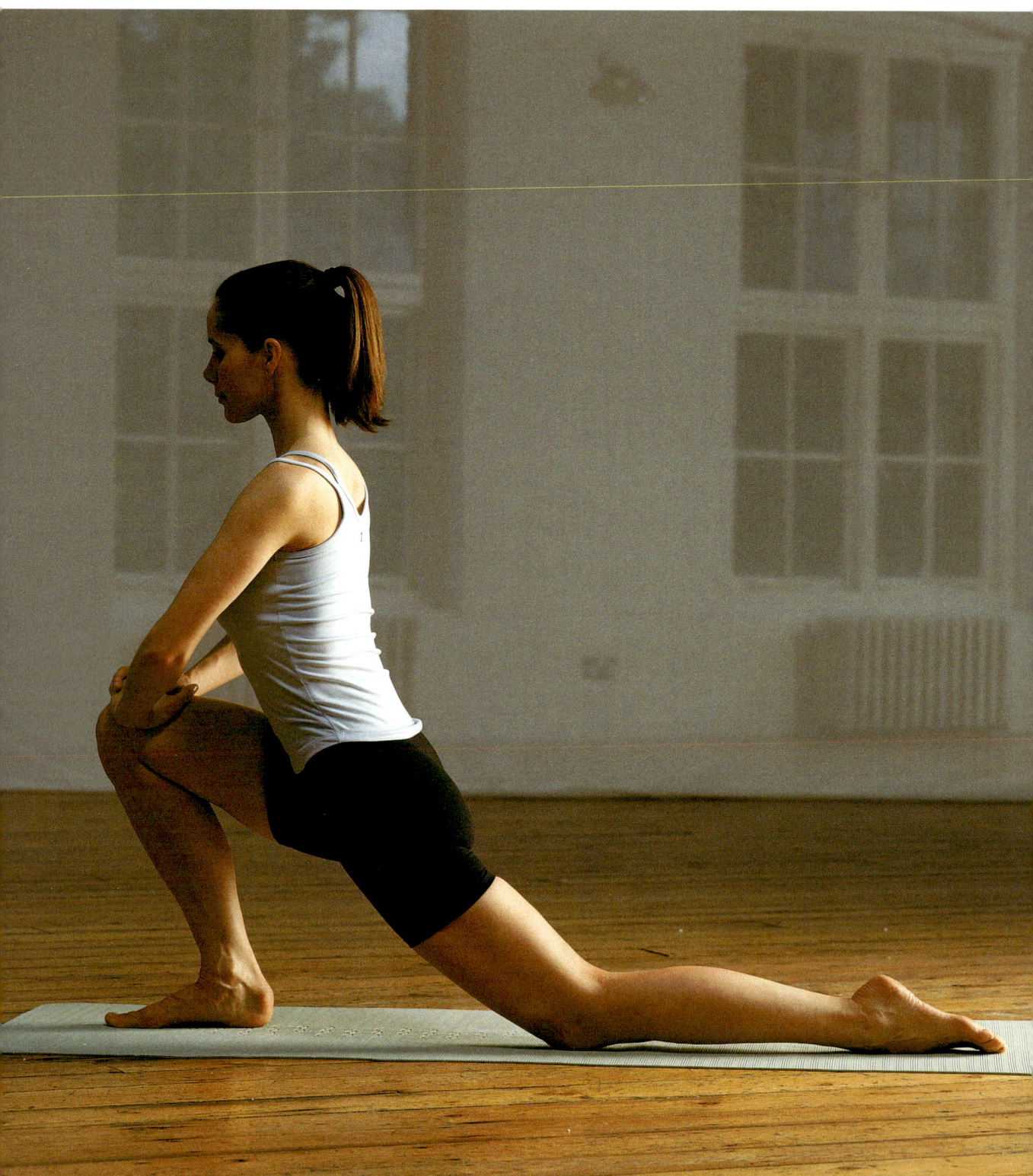

Hüftbeuger

1 Knien Sie sich hin und machen Sie mit dem rechten Fuß einen Schritt nach vorn, bis Ober- und Unterschenkel einen rechten Winkel bilden. Beide Hände auf das rechte Knie stützen.

2 Das linke Bein nach hinten gleiten lassen, ohne dass das Knie den Bodenkontakt verliert. Die Dehnung im Hüftbeuger an der Vorderseite der linken Hüfte spüren.

3 Die Position 30 Sekunden lang halten und die Übung dann mit dem anderen Bein vorn wiederholen.

4 Fortgeschrittene drücken die Hüften bewusst nach vorn und machen den Rücken ganz gerade, die Hände bleiben auf dem Knie. Die Position 30 Sekunden lang halten und darauf achten, dass das vordere Knie nie über den Fuß hinausragt.

Jedes Bein einmal dehnen.

Quadrizeps

1. Stellen Sie sich aufrecht hin und stützen Sie sich mit einer Hand an der Wand oder einer Stuhllehne ab. Die Füße sind parallel und hüftbreit auseinander, die Bauchmuskeln eingezogen.

2. Das linke Bein anwinkeln, den Fuß mit der freien Hand umfassen und zum Po ziehen. Die Knie zusammen lassen und auf einen geraden Rücken achten. Die Hüften zeigen weiterhin nach vorn. Die Position 30 Sekunden lang halten und die Übung dann mit dem anderen Bein wiederholen.

Jedes Bein einmal dehnen.

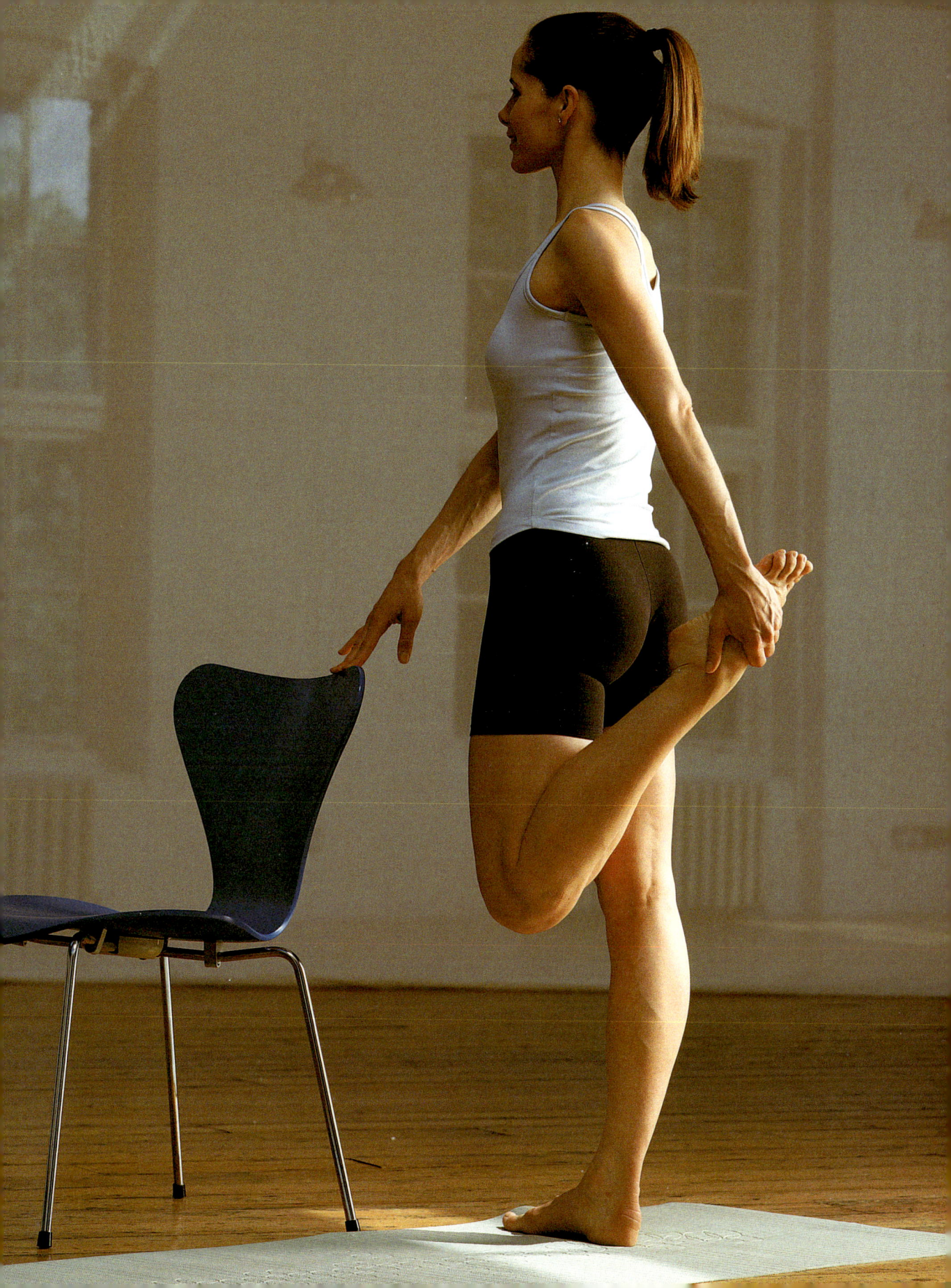

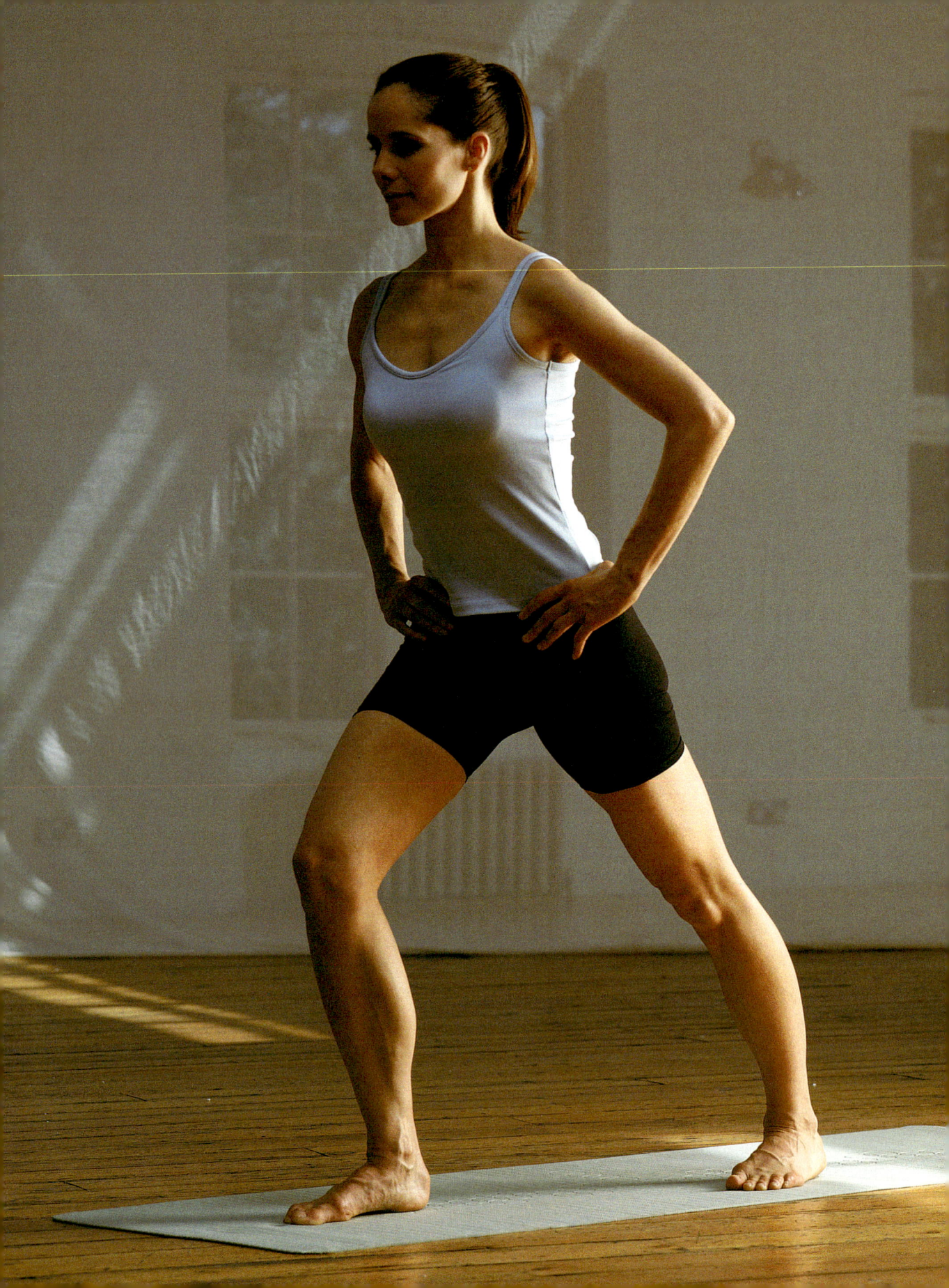

Waden-Stretch

1 Stellen Sie sich hin und schließen Sie die Füße. Mit einem Fuß einen großen Schritt nach hinten machen und das vordere Bein leicht beugen. Der Rücken bleibt gerade.

2 Die Ferse des hinteren, gestreckten Beins in den Boden drücken und das Gewicht leicht nach vorn verlagern. Der Körper bildet von Scheitel bis Ferse eine Linie.

3 Die Position 30 Sekunden lang halten und die Übung mit dem anderen Bein hinten wiederholen.

Jedes Bein einmal dehnen.

TIPP

ANFÄNGER STELLEN SICH EINE ARMESLÄNGE VON EINER WAND ENTFERNT AUF UND STÜTZEN SICH DARAN MIT BEIDEN HÄNDEN AUF BRUSTHÖHE AB.

Po-Stretch

1 Legen Sie sich auf den Rücken,
die Beine sind angewinkelt. Der
rechte Knöchel ruht vor dem
linken Knie.

2 Den Kopf heben und die Hände
hinter dem linken Oberschenkel
verschränken. Einatmen und das
linke Knie zum Körper ziehen.
Gleichzeitig den Kopf wieder
ablegen.

3 Ausatmen und das Knie langsam
zur Brust ziehen. Die Dehnung
im Po spüren. Die Position 30 Sekunden lang halten und dann
entspannen.

Die Übung viermal erst mit dem
einen und dann mit dem anderen
Bein wiederholen.

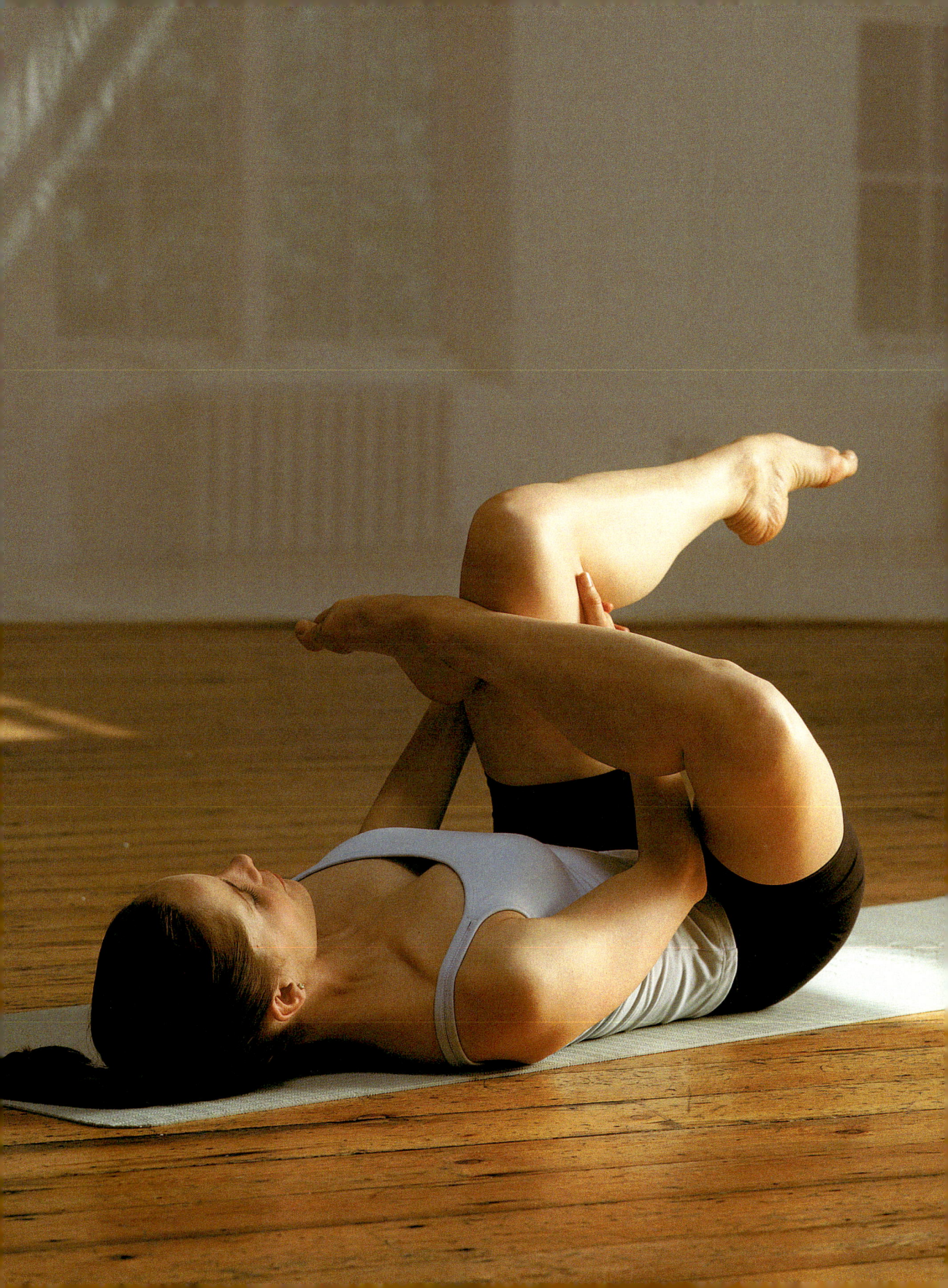

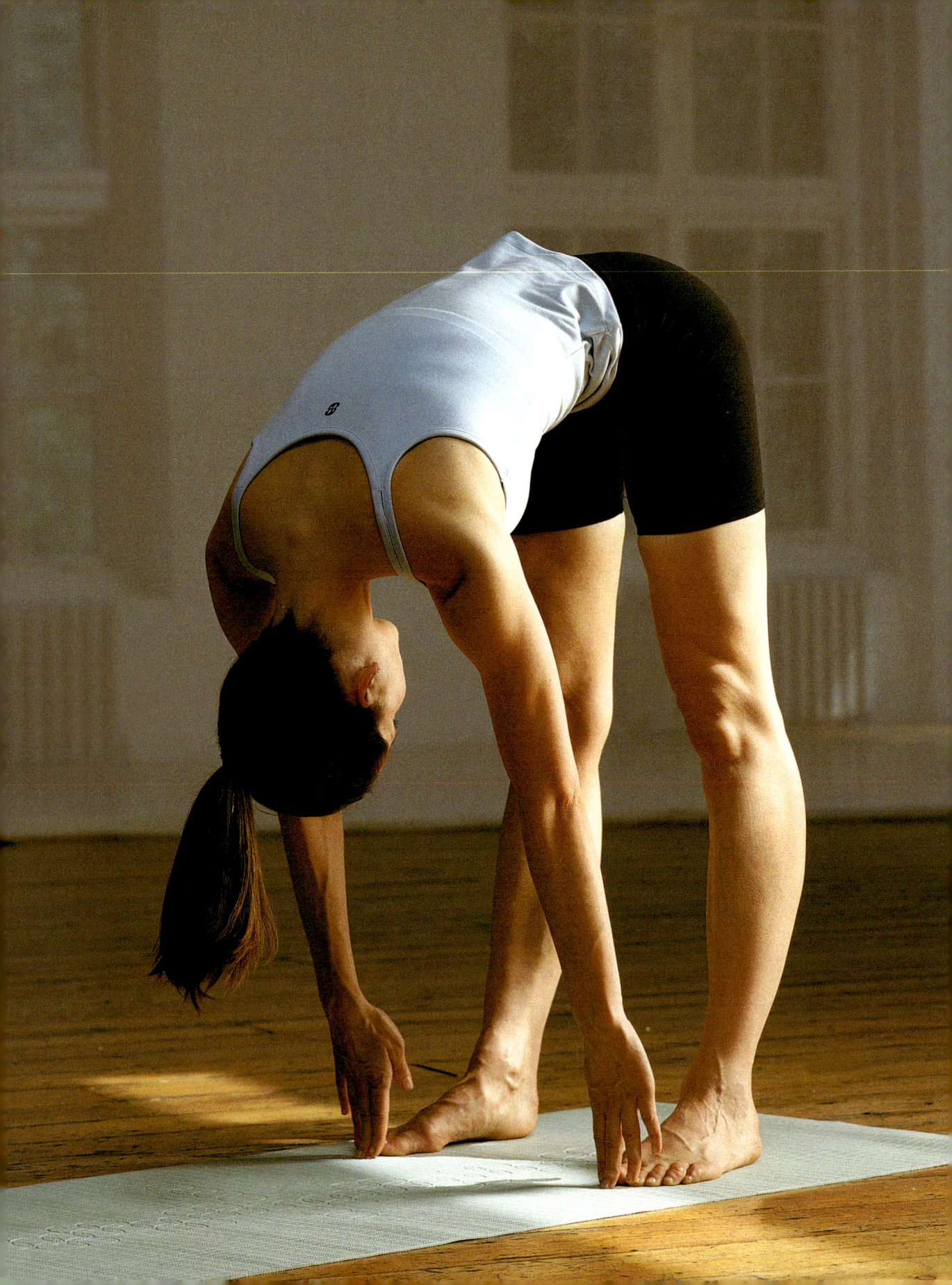

Roll-down

1 Stellen Sie sich hin, die Füße sind parallel und hüftbreit auseinander, der Nabel ist in Richtung Wirbelsäule gezogen. Die Rippen streben nach unten, die Schultern sind stabil und der Kopf bildet die gerade Verlängerung der Wirbelsäule.

2 Einatmen und den Kopf auf die Brust fallen lassen. Ausatmen, die Arme nach unten baumeln lassen und den Rücken Wirbel für Wirbel abrollen. Die Beine bleiben gestreckt. Beim Abrollen weder vor noch zurück schwanken. Den Kopf locker hängen lassen und die Hände so weit wie möglich zum Boden bringen.

3 Unten angekommen die Position halten und bis zwei zählen, einatmen und mit Hilfe der Bauchmuskeln wieder langsam in die Ausgangsposition zurückkehren.

Die Übung dreimal wiederholen.

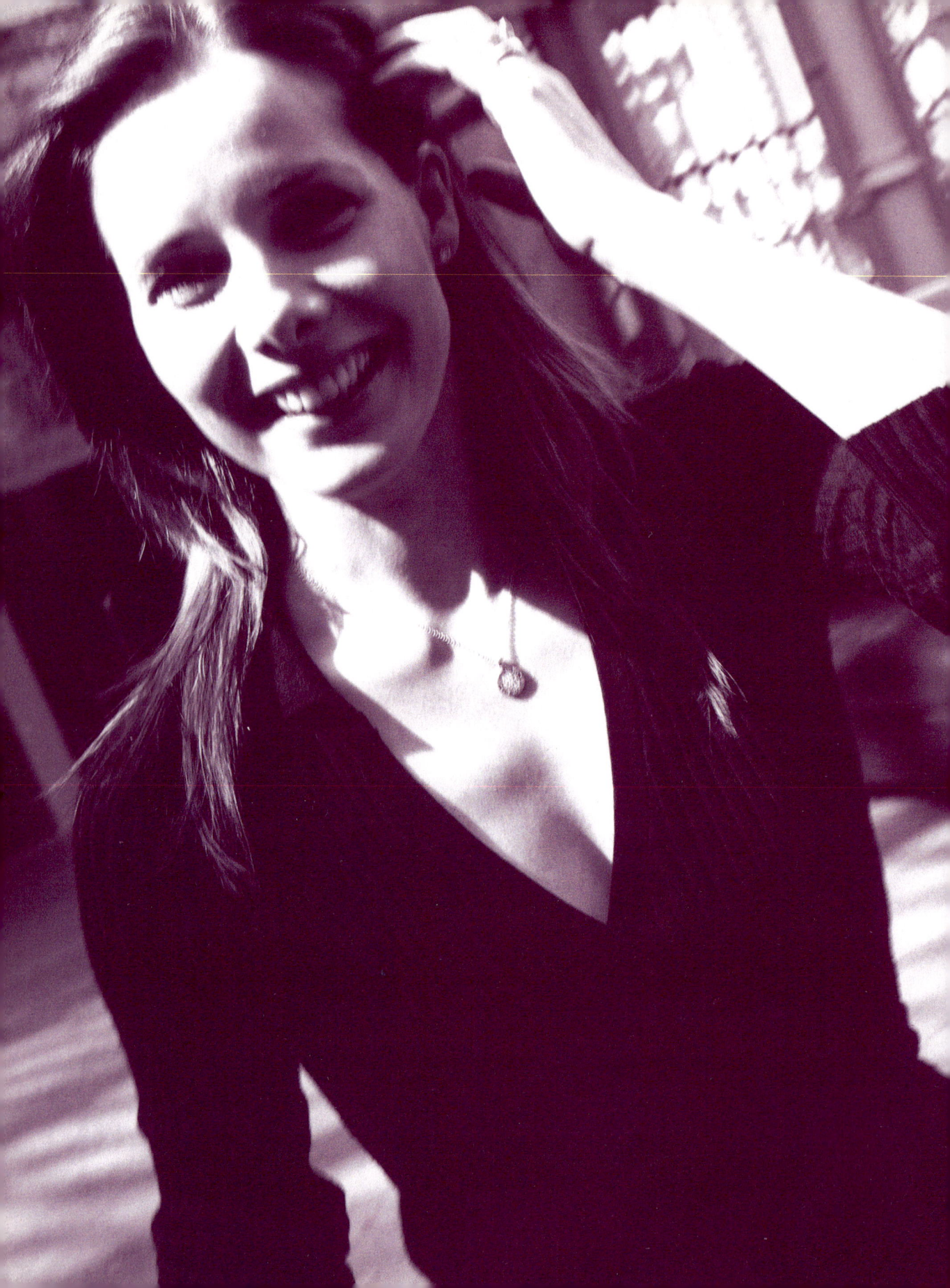

MINI-
PROGRAMM

Wenn Sie das gesamte Pilates-Programm mehrfach absolviert haben, können Sie es auch einmal mit meinem Mini-Programm versuchen. Es ist für jeden Tag gedacht, nimmt nur wenige Minuten in Anspruch und ist insofern ein ideales Training für Leute mit wenig Zeit. Trotzdem stellt es ein vollständiges Pilates-Workout für den ganzen Körper dar.

Beckenbodenmuskeln – trainiert Bauch und Beckenboden

Single Leg Raise – trainiert Schenkelbeuger und Pomuskeln

Double Leg Raise – trainiert Schenkelbeuger und Pomuskeln

Schräge Bauchmuskeln (leicht abgewandelt) – trainiert Taille und Bauch

Dog – trainiert die Bauchmuskeln

Arm und Bein diagonal – trainiert Bauchmuskeln und Gleichgewichtssinn

Sphinx mit Übergang zum Roll-up – dehnt die Wirbelsäule und trainiert die Bauchmuskeln

Clams (I) – trainieren die Oberschenkelinnenseiten

Inside Thigh Lifts (I) – trainieren die Oberschenkelinnenseiten sowie die Pomuskeln

Figures of Eight – straffen die Arme

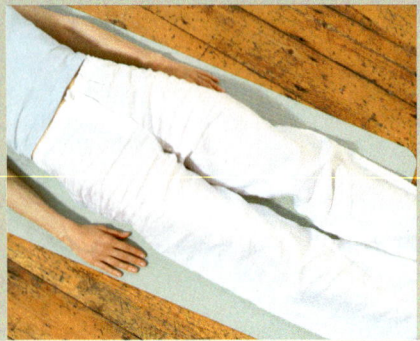 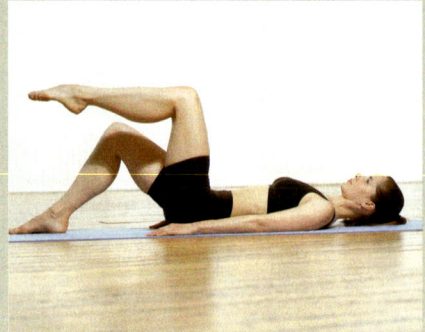

Beckenbodenmuskeln   Single Leg Raise

1 Legen Sie sich auf den Rücken,
die Beine sind ausgestreckt und
hüftbreit auseinander. Die Arme
liegen neben dem Körper. Stellen
Sie sich vor, Sie würden Wasser
lassen und wollten den Urinstrahl
mittendrin unterbrechen – die
Muskeln, die das ermöglichen,
sind die Beckenbodenmuskeln.

2 Spannen Sie diese Muskeln fest
an und spüren Sie, wie der
Beckenboden in Richtung Magen
gezogen wird. Bis vier zählen und
die Beckenbodenmuskeln wieder
entspannen.

Die Übung zehnmal wiederholen.

1 Legen Sie sich auf den Rücken,
die Füße sind aufgestellt, Ober-
und Unterschenkel bilden einen
rechten Winkel. Die Füße sind
parallel und hüftbreit auseinander. Der Nabel ist in Richtung
Wirbelsäule gezogen, die Arme
liegen neben dem Körper.

2 Langsam einatmen und die
Bauchmuskeln gleichzeitig
einziehen. Ein Bein heben, bis
sich das Knie genau über der
Hüfte befindet, Ober- und Unterschenkel bilden einen rechten
Winkel. Die Position halten und
bis zwei zählen. Ausatmen,
wieder bis zwei zählen und
dabei mit dem Bein in die Ausgangsposition zurückkehren.

Die Übung im Wechsel mit jedem
Bein zehnmal wiederholen.

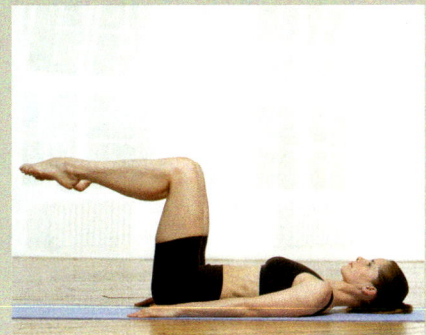 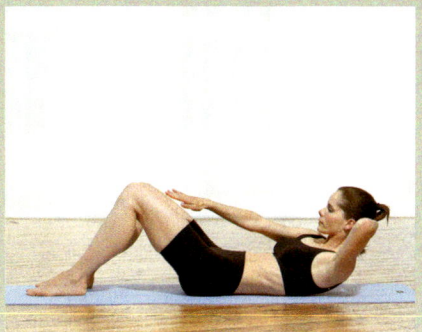

Double Leg Raise

1 Legen Sie sich auf den Rücken, die Füße sind aufgestellt, Ober- und Unterschenkel bilden einen rechten Winkel. Die Füße sind parallel und hüftbreit auseinander. Der Nabel ist in Richtung Wirbelsäule gezogen, die Arme liegen neben dem Körper.

2 Die Bauchmuskeln langsam einziehen und dabei normal weiteratmen. Erst ein Bein heben, bis sich das Knie genau über der Hüfte befindet, Ober- und Unterschenkel bilden einen rechten Winkel. Dann das andere Bein nachziehen, bis zwei zählen und dabei die Position halten. Ausatmen, bis zwei zählen und dabei mit dem ersten Bein in die Ausgangsposition zurückkehren. Mit dem zweiten Bein ebenso verfahren. Beide Beine mit Hilfe der Bauchmuskeln in einer kontrollierten Bewegung auf den Boden zurückbringen. Nicht die Hände zu Hilfe nehmen!

Die Übung zehnmal wiederholen.

Schräge Bauch-muskeln (leicht abgewandelt)

1 Legen Sie sich auf den Rücken, die Füße sind aufgestellt, Ober- und Unterschenkel bilden einen rechten Winkel. Die Füße sind parallel und hüftbreit auseinander. Eine Hand hinter den Kopf nehmen, die andere liegt neben dem Körper. Einatmen.

2 Beim Ausatmen die Bauchmuskeln einziehen und mit Kopf und Schultern vom Boden hochkommen (der Blick ist auf die Knie gerichtet). Den Oberkörper leicht drehen und den freien Arm zum gegenüberliegenden Knie strecken.

3 Ausatmen und langsam in die Ausgangsposition zurückkehren. Die Übung mit dem anderen Arm wiederholen.

Die Übung im Wechsel mit beiden Armen fünfmal wiederholen.

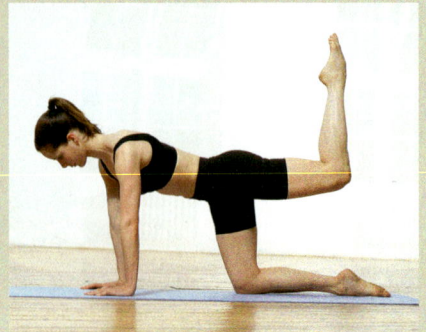

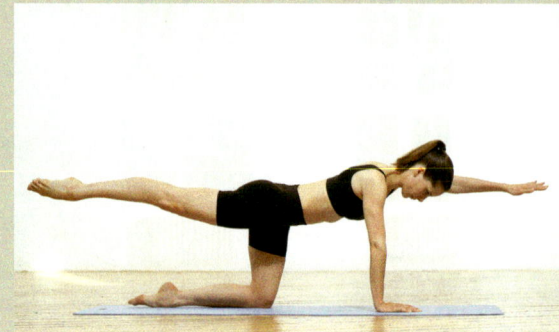

Dog

1 Gehen Sie in den Vierfüßlerstand, die Knie befinden sich
   genau unter den Hüften, die
   Hände unter den Schultern,
   während Kopf und Rücken eine
   Linie bilden. Die Bauchmuskeln
   sind ein- und die Schultern nach
   unten gezogen.

2 Normal weiteratmen und ein
   Bein so heben, dass Ober- und
   Unterschenkel nach wie vor
   einen rechten Winkel bilden.
   Den Fuß zur Decke strecken und
   das Knie auf Hüfthöhe bringen.
   Anschließend in die Ausgangs-
   position zurückkehren.

   Die Übung im Wechsel fünfmal
   mit jedem Bein absolvieren.

Arm und Bein diagonal

1 Gehen Sie in den Vierfüßlerstand,
   die Knie befinden sich genau
   unter den Hüften, die Hände unter
   den Schultern, während Kopf und
   Rücken eine Linie bilden. Die
   Bauchmuskeln sind ein- und die
   Schultern nach unten gezogen.

2 Einatmen, die Bauchmuskeln einziehen, um den Rücken gerade zu
   machen, einen Arm nach vorn und
   das gegenüberliegende Bein nach
   hinten strecken. Beide bilden eine
   Verlängerung des Rückens. Zehen
   und Finger ebenfalls strecken.

3 Ausatmen und in die Ausgangsposition zurückkehren. Die Übung
   mit dem jeweils anderen Arm bzw.
   Bein wiederholen.

   Die Übung im Wechsel fünfmal
   mit beiden Beinen wiederholen.

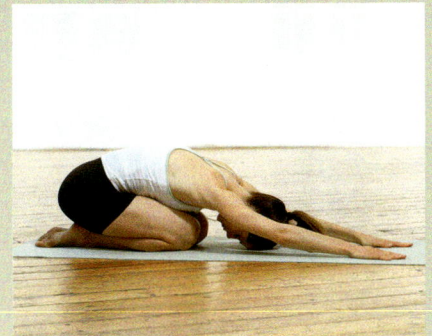
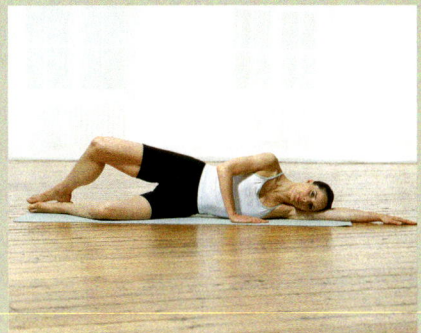

Sphinx mit Übergang zum Roll-up

1 Gehen Sie in den Vierfüßlerstand und setzen Sie sich auf die Fersen. Die Arme so weit wie möglich nach vorn gleiten lassen und strecken. Die Stirn berührt jetzt den Boden. Der Po ruht auf den Fersen.

2 In der Sphinx-Position einatmen, die Bauchmuskeln einziehen und einen Wirbel nach dem anderen aufrollen, bis Sie zum Knien kommen. Der Po bleibt auf den Fersen, die Arme hängen seitlich herab.

3 Ausatmen und in die Sphinx-Position zurückkehren.

Die Übung fünfmal wiederholen.

Clams (I)

1 Legen Sie sich mit angewinkelten Beinen auf eine Seite, die Füße liegen übereinander und auf einer Linie mit dem Rücken. Die Bauchmuskeln sind eingezogen. Der Kopf ruht auf dem unteren, gestreckten Arm. Die Hand des anderen Arms vor dem Körper aufstützen, um das Gleichgewicht zu halten.

2 Einatmen, die Taille nicht einsinken lassen, ausatmen und das obere Knie zur Decke strecken. Die Füße bleiben zusammen, die Pomuskeln sind angespannt. Die Bewegung entsteht aus den Gesäßmuskeln heraus. Auf eine korrekte Haltung achten und die Hüfte nicht nach außen drehen.

3 Einatmen und in die Ausgangsposition zurückkehren.

Die Übung je zehnmal mit dem einen und dann mit dem anderen Bein wiederholen.

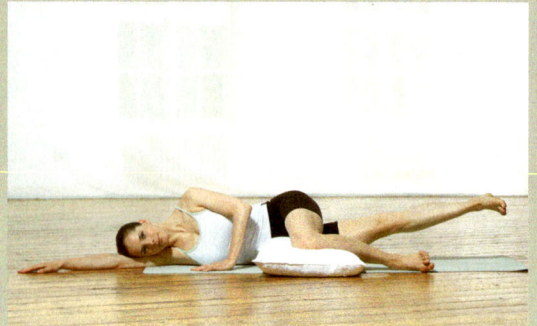 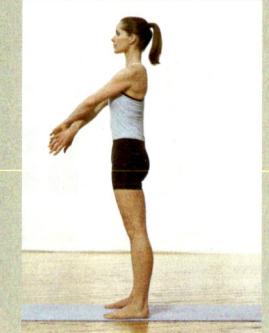

Inside Thigh Lifts (I)

Figures of Eight

1   Legen Sie sich auf die Seite, das
    obere Bein ist angewinkelt und
    ruht mit dem Knie auf einem
    Kissen vor dem Körper. Das untere
    Bein ist gestreckt. Mit der Hüfte
    nicht nach vorn kippen, sie bildet
    mit der Wirbelsäule eine Ebene.
    Der Kopf ruht auf dem unteren
    gestreckten Arm, die Hand des
    anderen Arms ist vor dem Körper
    aufgestützt, um das Gleichgewicht
    zu halten.

2   Normal weiteratmen, das untere
    Bein lang machen und mit ange-
    zogenem Fuß heben. Die Position
    halten und bis zehn zählen.

    Umdrehen und die Übung mit
    dem anderen Bein wiederholen.

1   Stellen Sie sich aufrecht vor einen
    Spiegel, die Beine sind hüftbreit
    auseinander und leicht gebeugt.
    Die Arme hängen seitlich herab,
    die Bauchmuskeln sind eingezogen.

2   Einatmen und die gestreckten
    Arme vor dem Körper kreuzen, die
    Handflächen zeigen zueinander,
    berühren sich aber nicht. Jetzt die
    Arme drehen, bis die Handflächen
    nach oben zeigen. Die Schultern
    bleiben unten, während Sie beide
    Arme zur Seite und so weit wie mög-
    lich hinter den Körper schwingen.

3   Nun die Arme so drehen, dass
    die Handflächen nach hinten
    zeigen und wieder in die Ausgangs-
    position zurückschwingen.

4   Auf eine fließende Bewegung
    achten. Beide Arme sollten eine
    große Acht beschreiben.

    Die Übung zehnmal wiederholen.

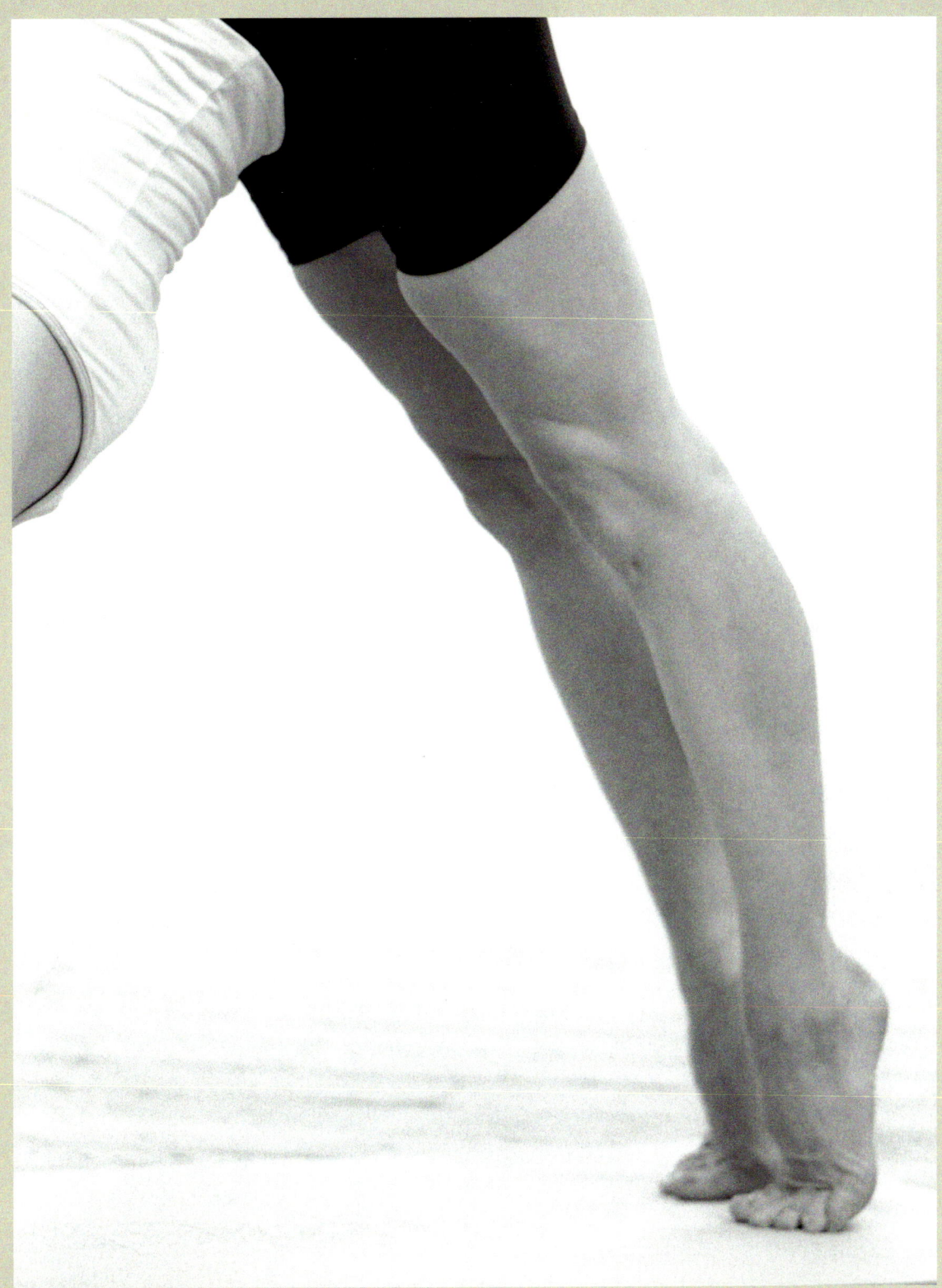

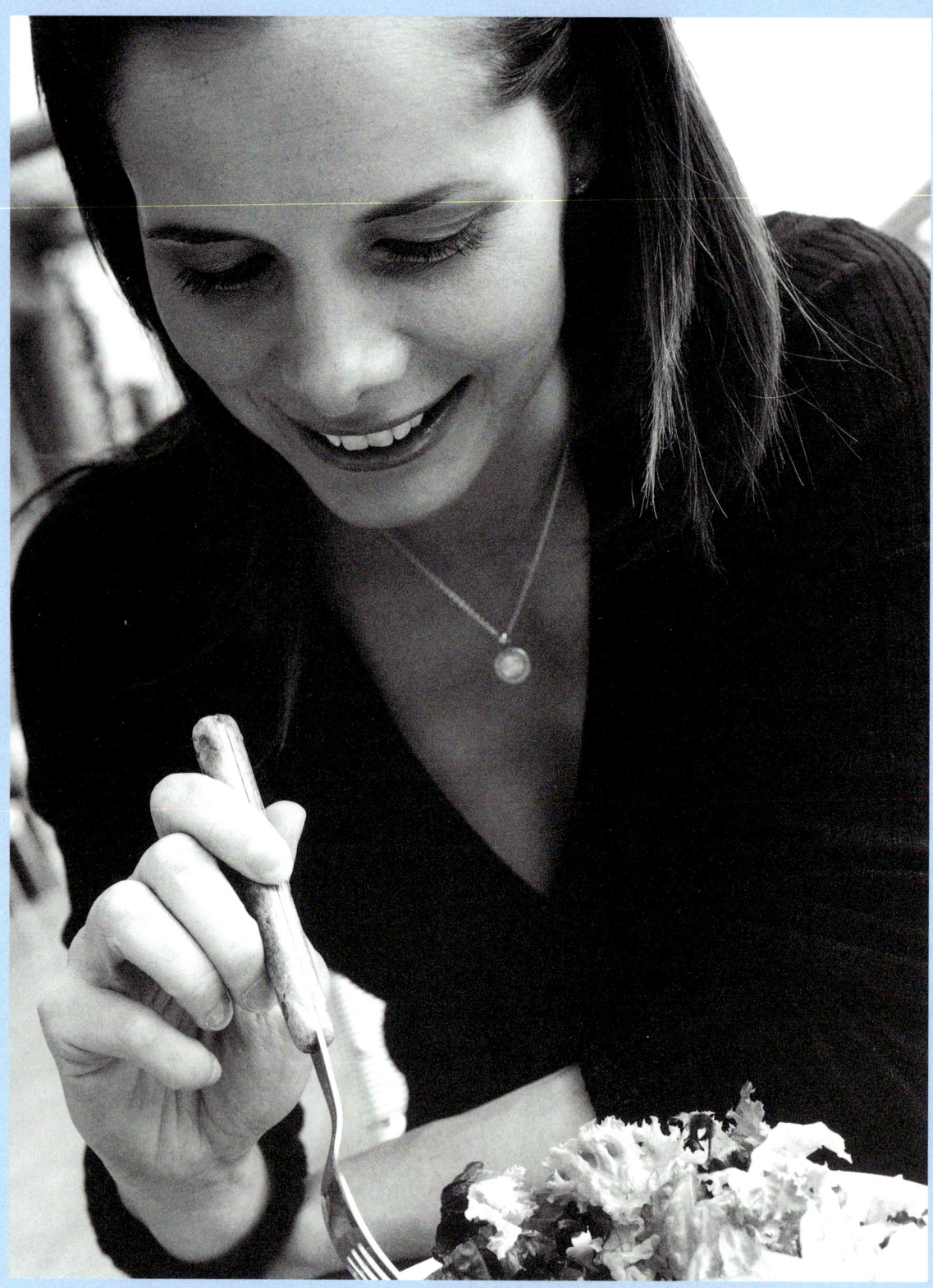

Schlussbemerkung

Pilates-Training allein garantiert noch keine gesunde Lebensweise. Dazu gehört auch, dass man sich um seinen Körper kümmert und ihn vernünftig ernährt. Außerdem muss einem genügend Zeit bleiben, um sich zu entspannen und das Leben zu genießen. Allen, die die positive Wirkung des Pilates-Trainings vertiefen wollen, empfehle ich Folgendes:

- Trinken Sie mehr Wasser. Wasser ist ein fantastischer Energiespender. Versuchen Sie deshalb mindestens 1,5 Liter pro Tag zu trinken. Stellen Sie eine Flasche bereit, an der Sie während des gesamten Trainings immer wieder mal nippen. Das Wasser sollte Zimmertemperatur haben.

- Stopfen Sie nicht gedankenlos Snacks mit geringen Nährwert in sich hinein. Trockenobst ist ein ausgezeichneter Energiespender, der Ihnen gut über kleine Formtiefs hinweghilft.

- Essen Sie viel frisches Obst, um Ihr Immunsystem zu stärken. Wer Wert auf einen flachen Bauch legt, sollte den Verzehr von Weißmehlprodukten (Brot und Nudeln) auf ein Minimum beschränken.

- Und last but not least: Gestalten Sie jeden Tag so aktiv wie möglich. Das hält Sie auf lange Sicht fit und gesund.

Fachbegriffe

BIS EINS ZÄHLEN

Das entspricht dem Zeitraum, in dem Sie einmal ein- und ausatmen..

BIZEPS

Das sind die Muskeln auf der Oberarmvorderseite, die Sie zum Heben brauchen.

HÜFTBEUGER

Die Hüftbeuger sind die Muskeln im Hüftbereich, die beansprucht werden, wenn Sie die Knie heben oder zur Brust ziehen.

HYPERMOBILITÄT

Dieses Problem ist weit verbreitet und bedeutet, dass die Gelenke zu beweglich sind. Das sorgt für Instabilität, sodass der Körper während einer bestimmten Bewegung ins Schwanken gerät. Weichen Ihre Knie nach hinten aus, wenn Sie die Beine strecken? In diesem Fall sollten Sie die Beine im Stehen lieber leicht gebeugt lassen.

KERNMUSKELN/KÖRPERMITTE

Jede Bewegung beim Pilates entsteht aus den Kernmuskeln heraus. Das sind die queren und schrägen Bauchmuskeln, die den Körper wie ein Korsett umgeben, ihn stützen und für eine gute Haltung sorgen. Wer sich eine gesunde Wirbelsäule und einen flachen Bauch wünscht, benötigt kräftige Kernmuskeln.

KORREKTE HALTUNG

Beim Pilates bedeutet eine korrekte Haltung, dass alle Gelenke gerade ausgerichtet sind und in einem symmetrischen Verhältnis zueinander stehen. Diese Haltung sollten Sie nicht nur im Stehen einnehmen, sondern auch wenn Sie sitzen oder etwas heben.

»LANG MACHEN«

Wenn Sie einen bestimmten Körperteil lang machen, ist das eher eine imaginäre als eine tatsächliche Bewegung. Um den Körper lang zu machen, können Sie sich beispielsweise vorstellen, dass der Kopf langsam von den Zehen wegstrebt.

NABEL IN RICHTUNG WIRBELSÄULE ZIEHEN

Bei dieser Bewegung werden sämtliche Kernmuskeln beansprucht.

NEUTRALE POSITION DER WIRBELSÄULE

Damit ist die Position gemeint, die entsteht, wenn Sie auf dem Rücken liegen und der untere Rücken eine natürliche Krümmung beschreibt.

QUADRIZEPS

Die Muskeln auf der Oberschenkelvorderseite, die von den Hüften bis zu den Knien reichen.

RONDE DE JAMBE

Französisch für »Beinkreisen«, s. auch S. 129.

SCHENKELBEUGER

Diese Muskeln verlaufen auf der Oberschenkelrückseite und reichen vom Knie bis zum Po.

SCHRÄGE BAUCHMUSKELN

Das sind die seitlichen Bauchmuskeln, die Ihre Taille umgeben.

SCHULTERN STABILISIEREN

Das Herunterziehen der Schulterblätter, um eine korrekte Schulterposition zu gewährleisten. Auf keinen Fall die Schultern zu den Ohren ziehen!

SCHWUNG

Das ist die Kraft, die Sie bei besonders anstrengenden Übungen automatisch zu Hilfe nehmen. Beim Pilates jedoch dürfen Sie nie mit Schwung arbeiten, da alle Bewegungen aus den Kernmuskeln heraus entstehen sollen. Nur so können die Muskeln gekräftigt und gestrafft werden. Das funktioniert nur, wenn Sie die Bewegungen langsam und kontrolliert ausführen.

STABILISIEREN

Die Knochen an Ort und Stelle halten, sodass die Bewegung um das Gelenk herum erfolgt. Wenn Sie die Hüften stabilisieren sollen, bleiben diese unbeweglich, während das Bein sich im Hüftgelenk dreht.

TURN-OUT

Das Auswärts-Drehen von Bein oder Arm aus dem Hüft- bzw. Schultergelenk statt aus dem Fuß- bzw. dem Handgelenk heraus.

YOGA

Auch beim Yoga-Training besteht eine enge Verbindung zwischen Körper und Geist. Trotzdem unterscheidet es sich deutlich von Pilates, insbesondere was die Atmung anbelangt.

Über Darcey Bussell

Darcey Bussell kam am 27. April 1969 in London zur Welt. Mit dreizehn wurde sie in die Royal Ballet School aufgenommen. Dort studierte sie fünf Jahre lang, bevor sie 1987 das Ensemble des Sadler's Wells Royal Ballet als Erste Solotänzerin verstärkte. Nur drei Monate später wurde sie mit gerade einmal zwanzig Jahren Primaballerina. Sie tanzte für das New York City Ballet sowie für das Kirov-Ballett in St. Petersburg und hatte internationale Gastauftritte bei vielen anderen Kompanien, u. a. auch in Frankfurt /Main.

1990 wurde Darcey von der Zeitschrift *Dance & Dancers* zur Tänzerin des Jahres gewählt. Im selben Jahr erhielt sie auch den Sir *James Garreras Award* als das vielversprechendste Talent sowie den *Evening Standard Ballet Award*. Im Jahr 1991 war sie eine der beiden Gewinnerinnen des *Cosmopolitan Achievement Award* in der Kategorie Darstellende Künste, 1995 wurde sie schließlich in den Rang eines *Officer of the Order of the British Empire* (OBE) erhoben.

Darcey und ihr Mann Angus haben zwei Töchter, Phoebe (geb. im Juni 2001) und Zoe (geb. im Februar 2004).

Bei Dorling Kindersley erschien ihr Buch *Sport für Kids: Ballett*.

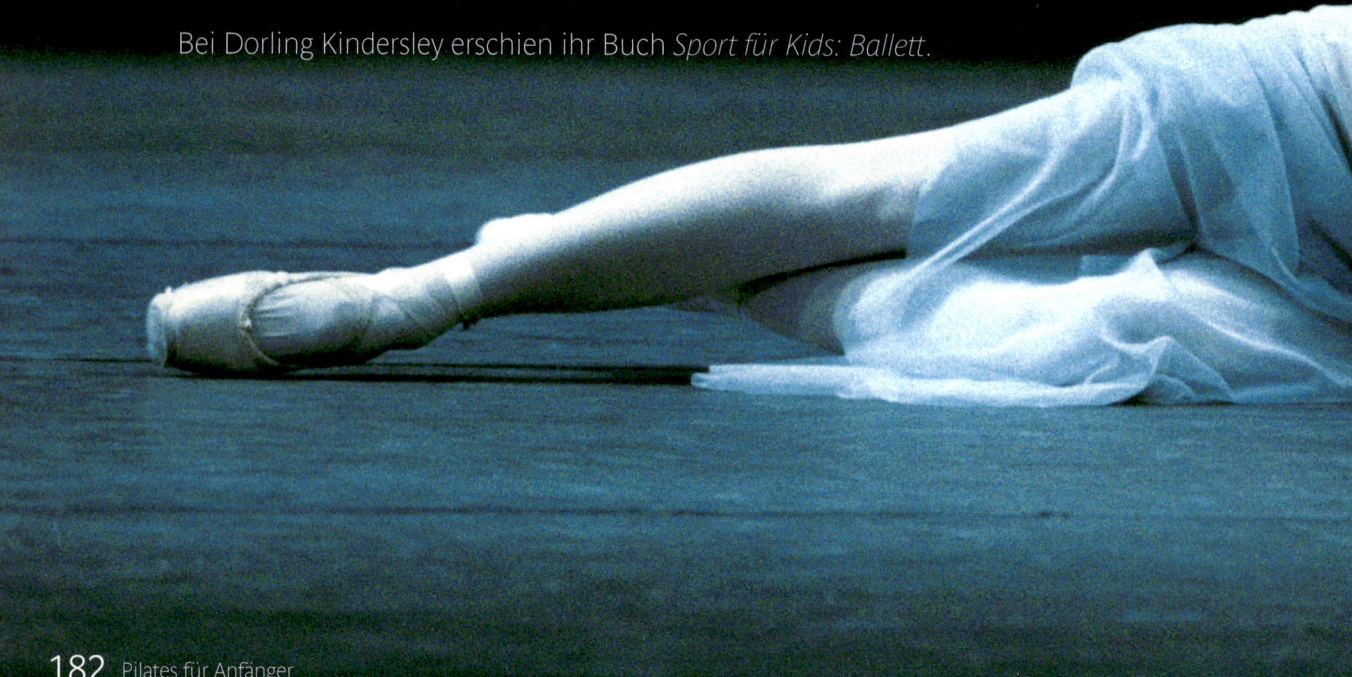

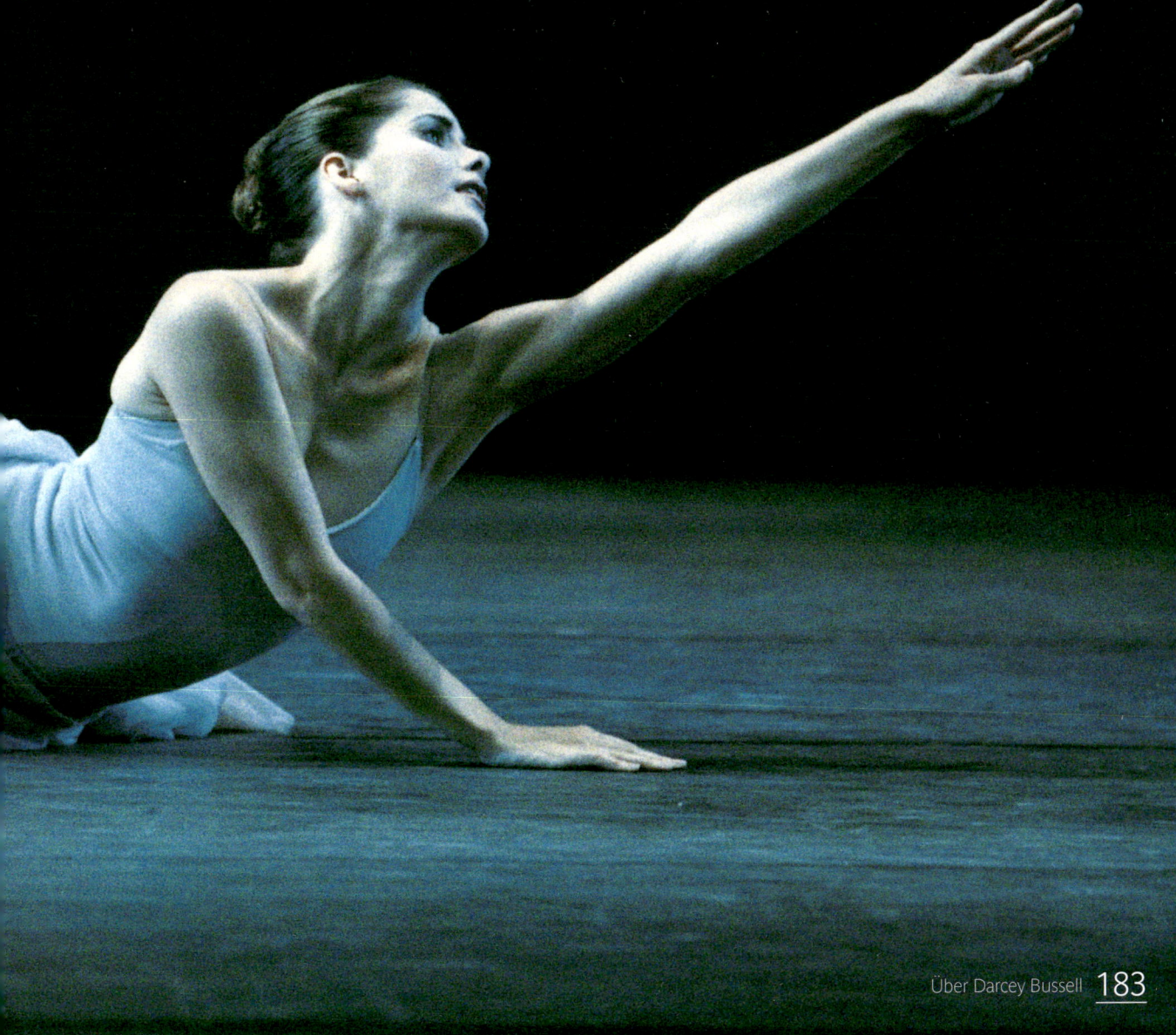

ROYAL BALLET SCHOOL
Concerto (Hauptrolle)

THE ROYAL BALLET

Produktionen von Kenneth MacMillan

Der Pagodenprinz (Prinzessin Rose)

Winter Dreams (Masha)

Manon (Titelpartie)

Romeo und Julia (Titelpartie)

Das Lied von der Erde (Hauptpartie)

Elite Syncopations (Hauptpartie)

Requiem (Agnus Dei)

Mayerling (Mitzi Caspar)

Anastasia (Mathilde Kschessinska)

Klassisches Repertoire

Schwanensee (Odette/Odile)

Dornröschen (Prinzessin Aurora)

Der Nussknacker (Gute Fee)

La Bayadère (Nikiya und Gamzatti)

Giselle (Titelpartie)

Raymonda Akt II (Titelpartie)

Balanchine-Repertoire

Rubies

Strawinsky: Violinenkonzert (Arie I)

Agon (Hauptpartie)

Symphony in C, Zweites Bild (Hauptpartie)

Tschaikowsky – Pas de Deux

Apollo (Terpsichore)

Prodigal Son (Sirene)

Duo Concertant (Hauptpartie)

Ballet Imperial (Hauptpartie)

Serenade – Pas de Deux

Produktionen von Frederick Ashton

Cinderella

Monotones II

Les Illuminations (Sacred Love)

Birthday Offering, Beriosova-Variation – Pas de Deux

Les Rendezvous – Pas de Deux

Selbst choreographierte führende Partien

Mr. Worldly Wise von Twyla Tharp (Mistress Truth-on-Toe)

Dances with Death von Matthew Hart

Pavane Pour Une infante défunte von Christopher Wheeldon – Pas de Deux

Amores Sextet von Glen Tetley

Towards Poetry von Mark Baldwin

Lento von John Neumeier – Pas de Deux

There Where She Loves von Christopher Wheeldon

Dance Variations von Michael Corder (Hauptrolle)

Tryst von Christopher Wheeldon (Hauptpartie)

Weitere Hauptrollen

In The Middle, Somewhat Elevated von William Forsythe

Herman Scherman von William Forsythe – Pas de Deux

La Ronde von Glen Tetley (die Prostituierte)

Checkmate von Ninette de Valois (die Schwarze Königin)

Now Languorous, Now Wild ... von Ashley Page – Pas de Deux

Push Comes to Shove von Twyla Tharp

The Concert von Jerome Robbin

Lilac Garden von Antony Tudor (Caroline)

Beyond Bach von Stephen Baynes (Hauptpartie mit Jonathan Cope)

Gong von Mark Morris

Dornröschen von Natalia Makarow (Aurora)

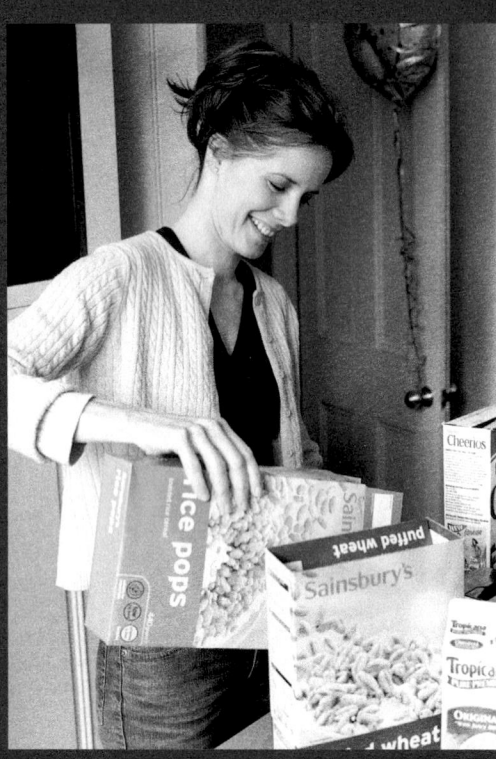

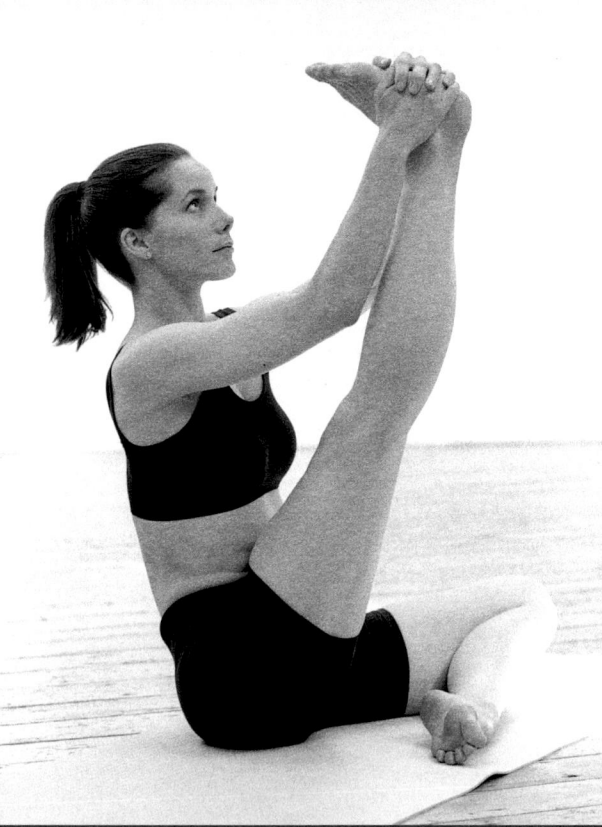

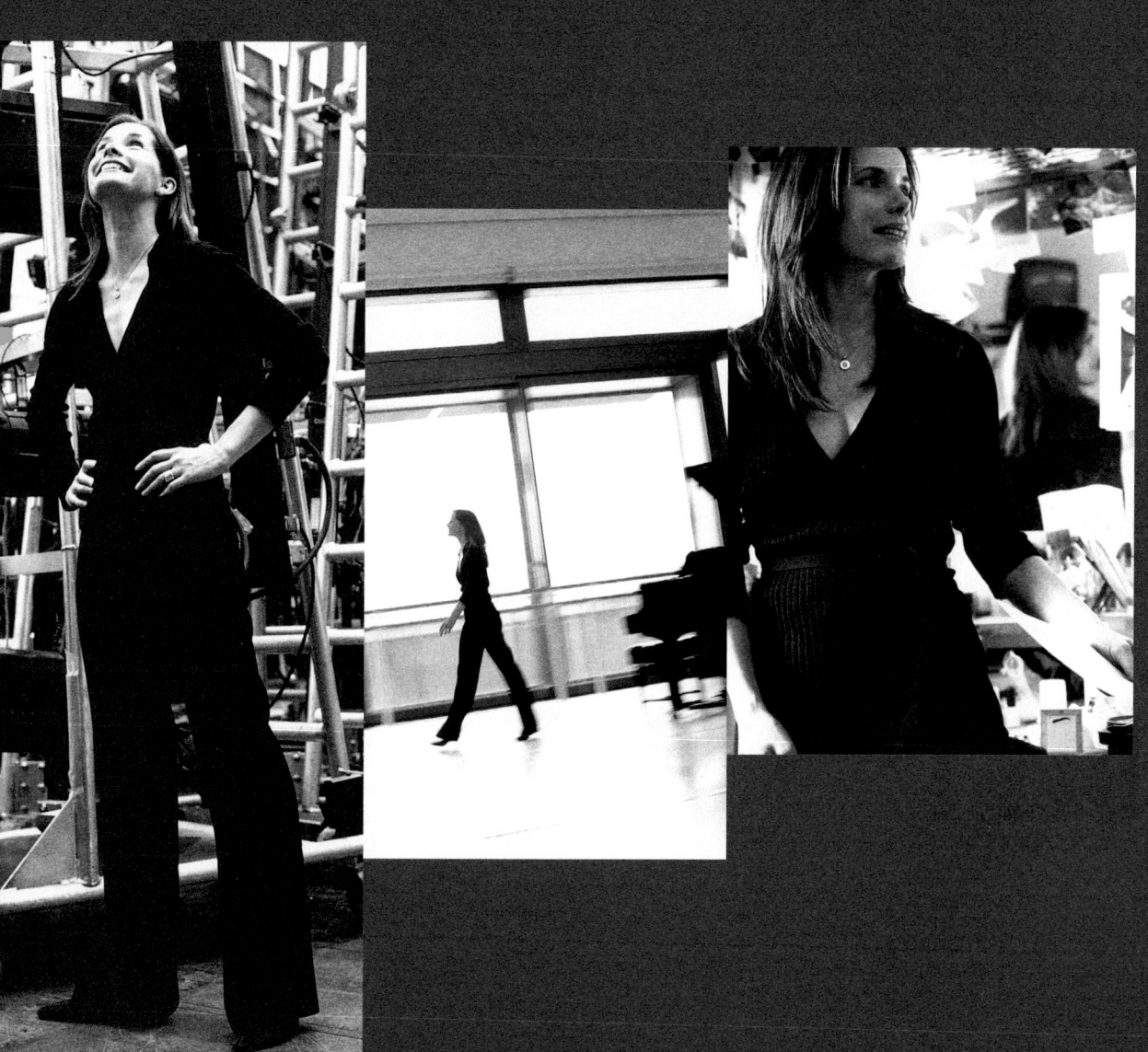

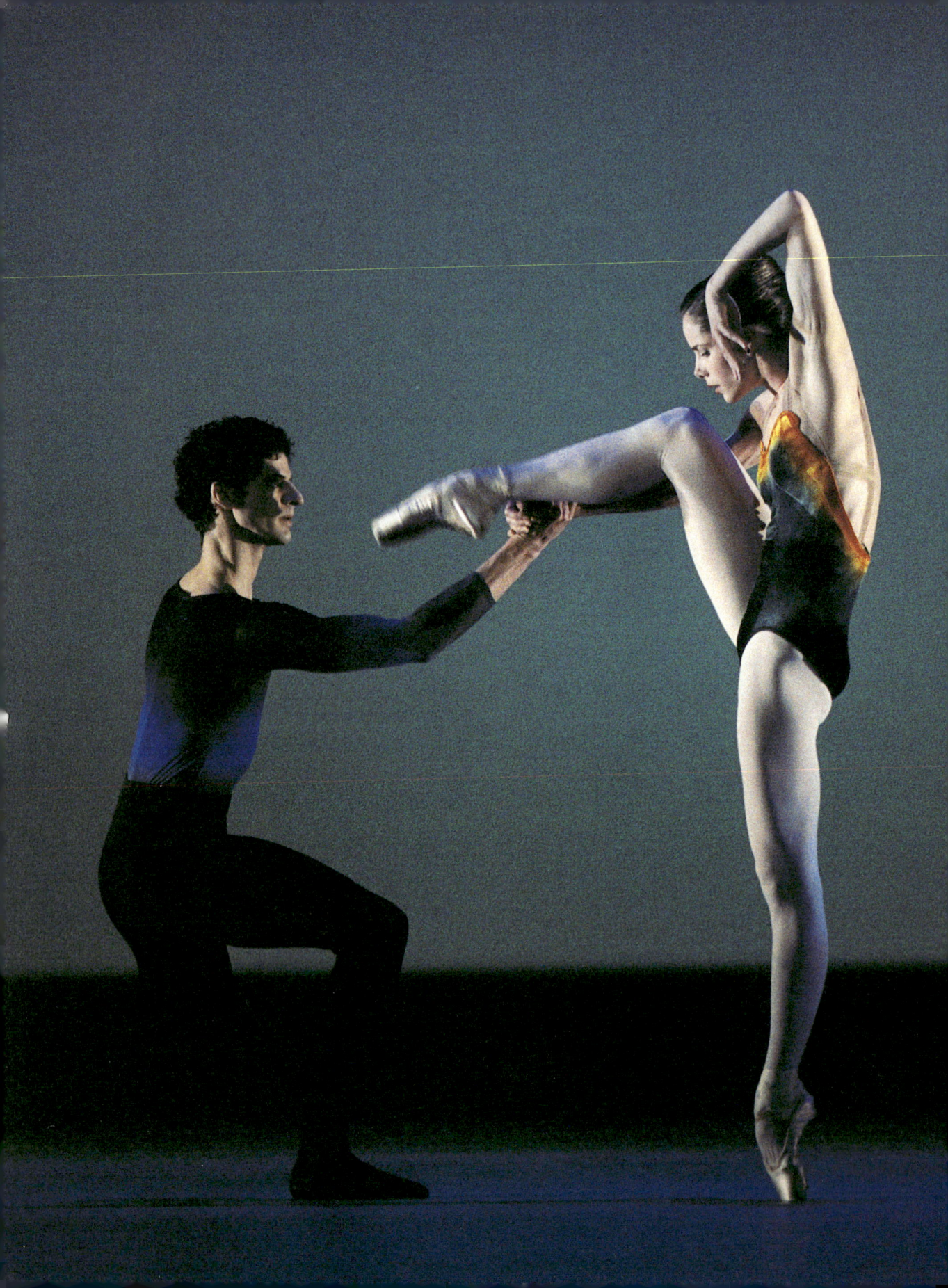

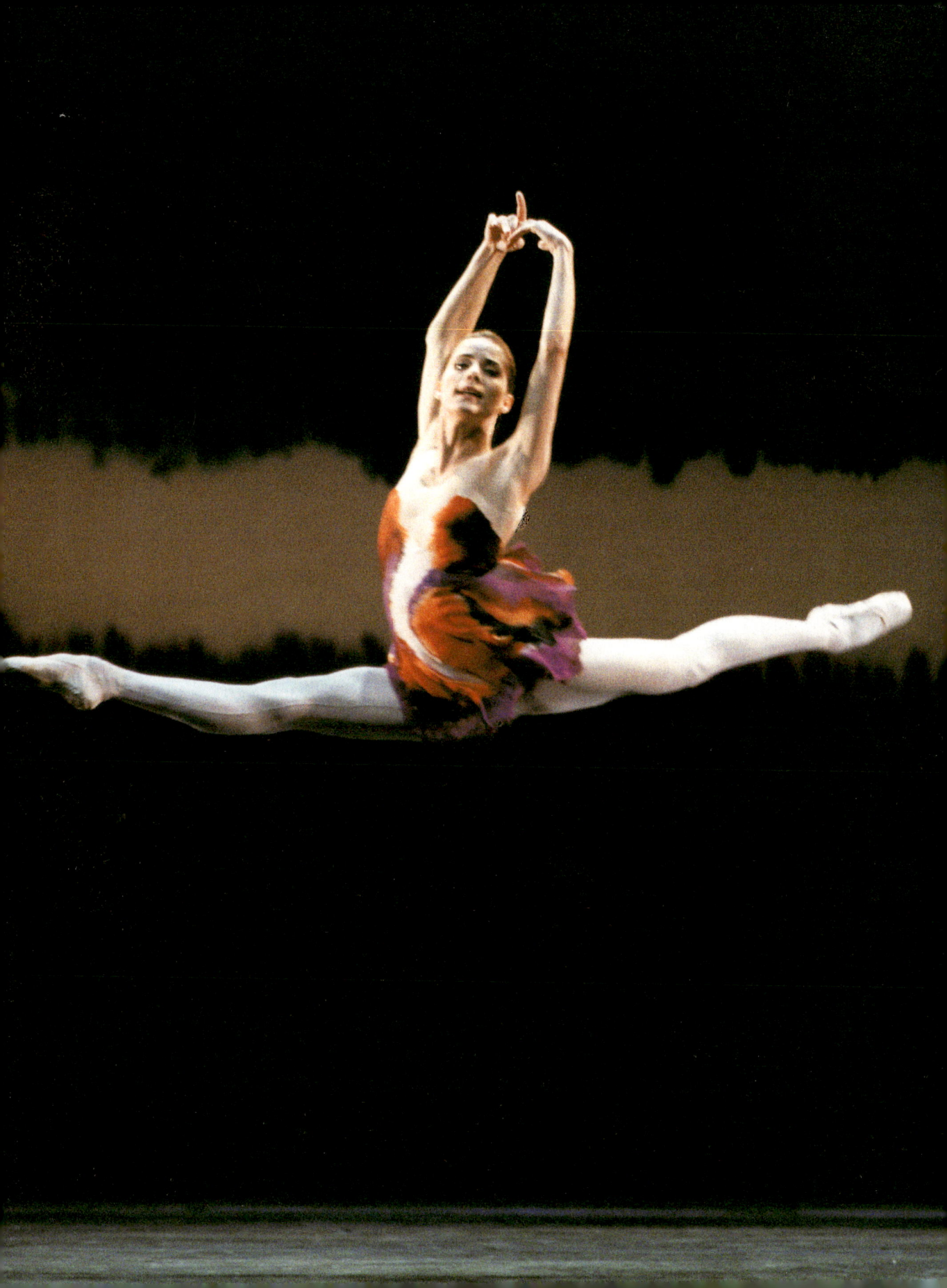

Dank

Ich bin all meinen Pilates-Lehrern, die ich im Laufe der Jahre hatte, unendlich dankbar. Ein großes Dankeschön an alle vom Royal Ballet, weil sie mich nach der Geburt meiner Kinder bei meiner Rückkehr auf die Bühne so unterstützt haben.

Die Zusammenarbeit mit Anita Naik war mir ein großes Vergnügen. Mein Dank gilt auch allen bei Penguin, insbesondere jedoch Chantal Gibbs, Kate Brunt, Kate Adams, Clare Pollock, Helen Reeve und Ann Cooke. Bedanken möchte ich mich auch bei Angela Masella von Marks and Spencer, bei dem Team von Clifford Bloxham und Kate Borthwick bei Octagon, beim Grafikdesigner Ashley Western, bei dem Fotografen Iain Philpott und bei der Maskenbildnerin Aimee Adams, die dieses Buch überhaupt erst ermöglicht haben.

Und wie immer ein großes Dankeschön an meine Eltern und meinen heiß geliebten Ehemann Angus!

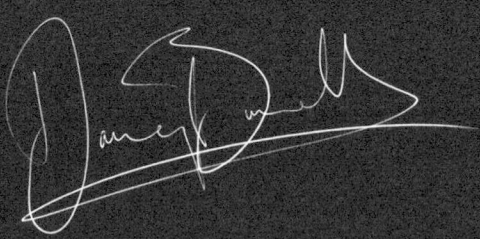

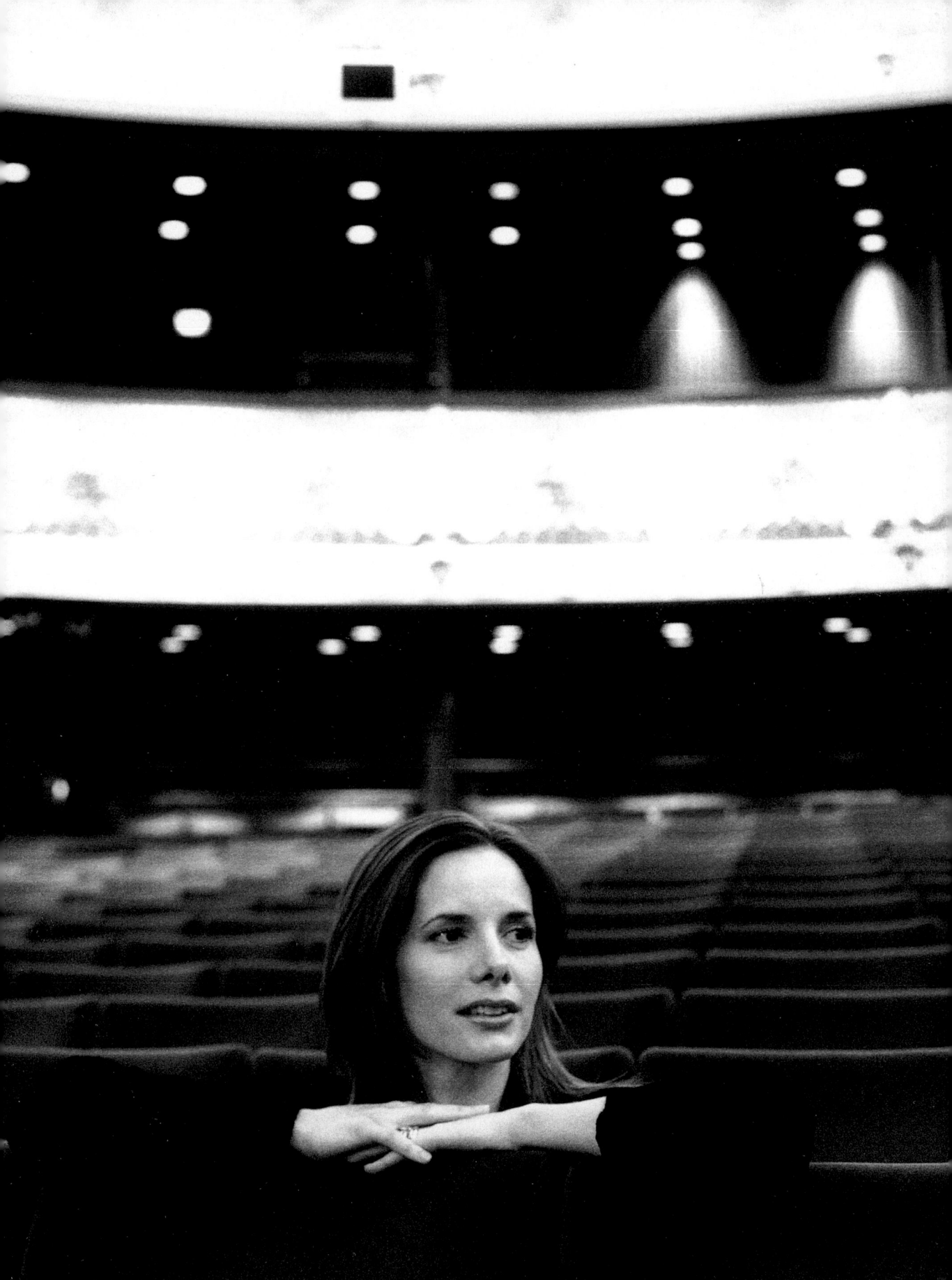

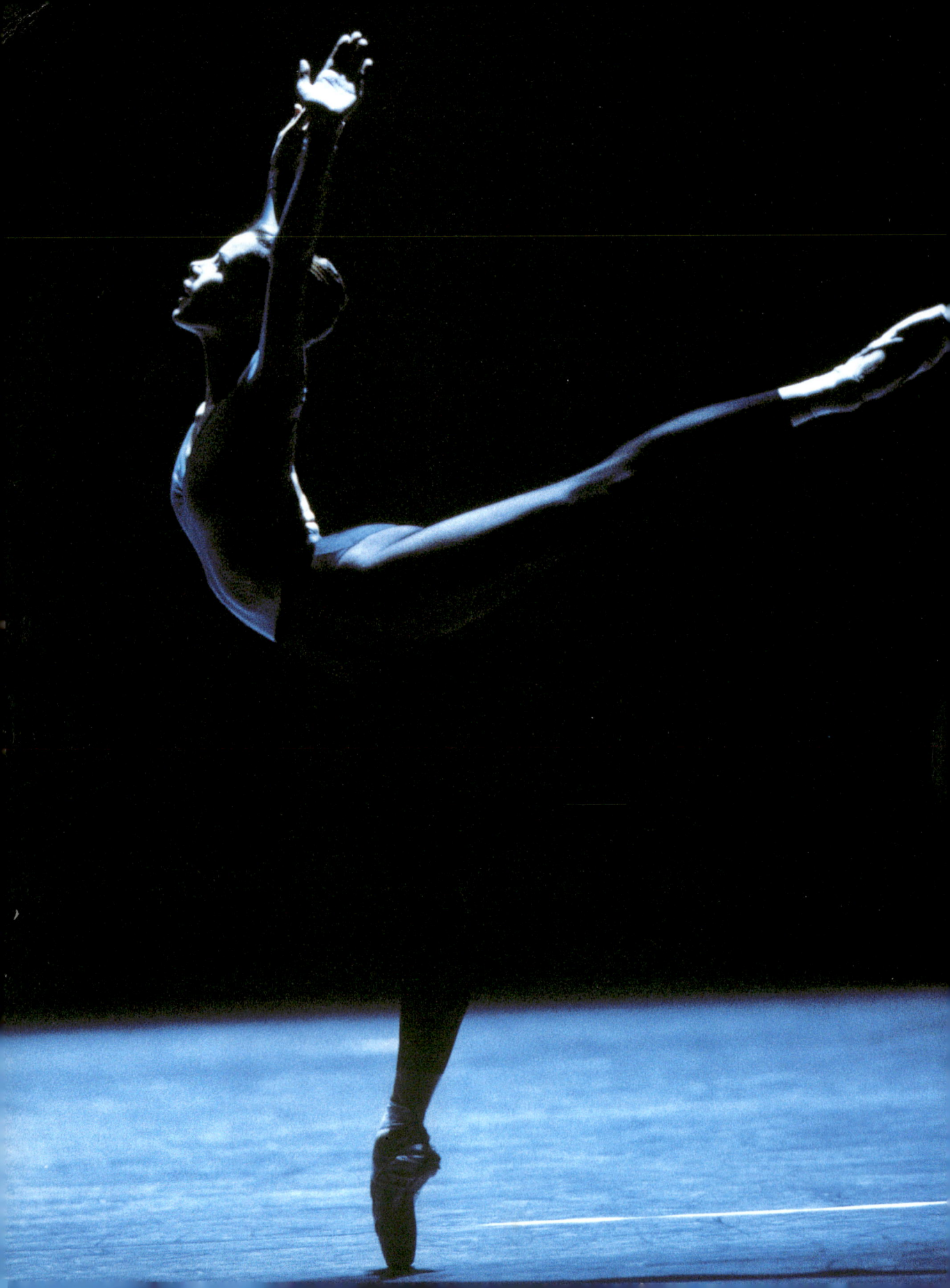